# 编 委 会

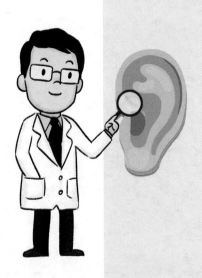

# 前言

俗话说"眼观六路，耳听八方"，可见耳对人体的重要性。耳郭位于人体头部的两侧，左右对称，起到美观和收集声音的作用。外耳道、中耳、内耳部分结构则位于头骨以内，位置隐蔽，不容易观察。内耳被称为人体的"迷路器官"，足见其结构的复杂。耳负责管理人体的听觉、平衡觉，当耳出问题的时候会出现耳聋、耳闷、耳痒、耳鸣、耳畸形、头晕、眩晕、面瘫、耳痛、耳流脓等症状，影响日常生活和工作，严重时还会引起脑部病变，甚至威胁生命。

在我从医 20 多年的过程中，经常会遇到患者咨询这些问题：孩子出生后听力筛查没通过该怎么办？孩子出生后耳郭畸形如何无创矫正？为什么有"时间窗口期"？孩子外耳道没有发育需要手术开耳道吗？孩子的听力不好该怎么办？孩子听力差对以后的生活和学习有什么影响？

佩戴助听器会不会越戴越聋？助听器是不是越贵越好？佩戴助听器后效果不好，什么情况下可以做人工耳蜗手术？人工耳蜗植入手术后患者需要言语康复训练吗？

我和爱人的身体都是健康的，为什么我们会生出一个听力有障碍的孩子？我的第一个孩子出生时发现有听力重度损失，我想再生一个健康的孩子，我该怎么办？生活中我该如何对耳部进行保健？

本书针对大家关注较多的耳部问题，以读者的角度整理出100 个耳部常见问题，用通俗易懂的语言和生动有趣的插图，介绍外耳、中耳、内耳等部分常见病，分为外耳畸形、外耳疾病、中耳疾病、神经性耳聋、助听器和人工耳蜗、头晕、眩晕、耳鸣、周围性面瘫、康复护理和预防保健等，内容涉及科学认知、日常防护、走出误区、正确就医等方面。希望提升大众对耳科疾病的认识，帮助大家对耳部疾病做到早发现、早诊断、早治疗，做好三级预防，减少耳部疾病出生缺陷，提高人口素质。特别是对于耳郭畸形和听力缺陷者，其治疗有时间窗口期，这意味着错过最佳治疗时期就可能大大影响治疗效果，更需要在出生一个月内就要做到诊断干预。

随着人口老龄化社会的到来，老年性听力下降的患者不断增多。老年性听力下降会引起老年人的焦虑、孤独、心理障碍、平衡障碍及安全的问题，更容易让老年人患上阿尔茨海默病，将会大大影响老年人的生活质量。助听器是解决老年性聋有效的无创治疗方案，如何为老年人佩戴助听器，如何使用、保养助听器是老年人关心的问题。

全书旨在科普宣传耳科常见病的预防保健知识，引起读者的兴趣，推动我国大众健康素养的提升，起到预防疾病的目的，为"健康中国"添砖加瓦。本书适合用作耳鼻喉科医生和学生、听力师、语言康复师、助听器验配师及人工耳蜗公司从业人员的培训教材，也适合听力障碍人士及其家人、老年人群和遗传咨询师等阅读。

在本书的编写过程中，我们参考了好大夫在线、力声特人工耳蜗、澳科利耳人工耳蜗之家、美国 AB 耳蜗、奥地利听力植入人工耳蜗、人工耳蜗助听科普、爱耳在线、刘博士耳科在线资讯、中国听力在线、耳朵树、中民讲耳蜗和耳之家等平台的一些文章，在此一并感谢。

由于时代的高速发展和科学的进步，我们希望专家和同行对本书的不足和疏漏给予批评指正，以帮助提高质量，更好地满足读者的需要。

刘宏建

我最关心的

**战最关心的 100 个耳朵问题》**
（医学类 978-7-5725-0804-2）

 教你认识耳科疾病，做好日常防治。

题，以读者的角度整理出 100 个耳部常见问题，用通俗易懂的

盲趣的插图，介绍外耳、中耳、内耳等部分常见病：耳畸形、

耳聋、助听器和人工耳蜗、头晕、眩晕、耳鸣、周围性面瘫、

、走出误区、正确就医等方面，是市面上较少有同类品的耳

保健，提升用耳意识，保护耳部健康。

 帮助大家对耳部疾病做到早发现，早诊断，早治疗，做好三

咯，提高人口素质。

耳部常见问题，通俗易懂、简洁明快。

究生导师。医学博士，耳科临床博士后。现任河南省人民医

教学主任。中国中西医结合学会耳整形分会副主任委员，中

中国中西医结合耳鼻喉专业委员会委员。

耳聋、耳鸣、小耳畸形、面瘫和眩晕的手术及药物治疗，精

发表论文 60 余篇，出版专著 4 本，获得科技成果奖 7 项，

## 图书在版编目(CIP)数据

我最关心的100个耳朵问题 / 刘宏建，杨海涛，宋纪军主编.—郑州：河南科学技术出版社，2022.6
ISBN 978-7-5725-0804-2

Ⅰ.①我… Ⅱ.①刘… ②杨… ③宋… Ⅲ.①耳疾病-问题解答 Ⅳ.①R764-44

中国版本图书馆CIP数据核字（2022）第065574号

出版发行：河南科学技术出版社
　　　　　地址：郑州市郑东新区祥盛街27号　　邮编：450016
　　　　　电话：（0371）65788613　65788629
　　　　　网址：www.hnstp.cn
责任编辑：薛　雪　高　杨
责任校对：耿宝文
封面设计：薛　莲
责任印制：张艳芳
印　　刷：河南博雅彩印有限公司
经　　销：全国新华书店
开　　本：890mm×1 240mm　1/32　印张：5　字数：100千字
版　　次：2022年6月第1版　2022年6月第1次印刷
定　　价：39.80元

如发现印、装质量问题，影响阅读，请与出版社联系并调换。

# 目录

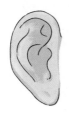
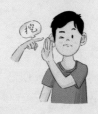

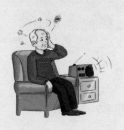

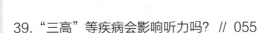

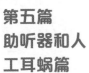

**第五篇
助听器和人
工耳蜗篇**

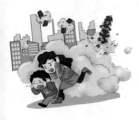

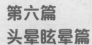

**第六篇
头晕眩晕篇**

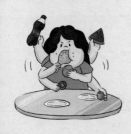

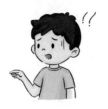
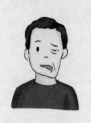

## 第十篇
### 预防保健篇

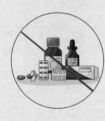

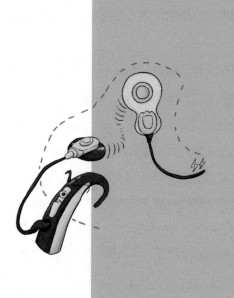

第一篇

# 外耳畸形篇

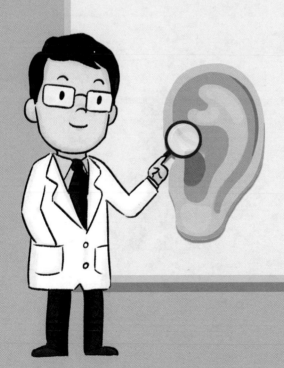

# 1 耳郭有哪些精细结构？

耳郭位于头颅侧面，左右各一，一般与头颅呈 30° 夹角。耳郭前面凸凹不平，外略卷曲而凸起的叫耳轮，它起自外耳道口上方的耳轮脚，耳轮前方有一与其大致平行的弧形隆起，称对耳轮，对耳轮上端分叉成为对耳轮上、下脚，两脚间的凹陷部分，名三角窝。耳轮与对耳轮之间的凹沟称耳舟。对耳轮前方的深窝名耳甲，耳甲被耳轮脚分为上、下两部分，上部分为耳甲艇，下部分为耳甲腔，其前方为外耳道口，外耳道口前方的突起叫耳屏。

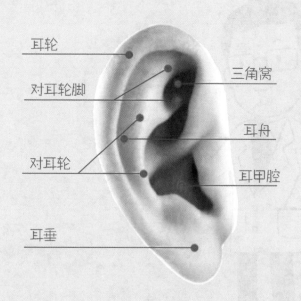

# 2 无创耳郭矫正的特点是什么？

当耳郭畸形时，传统治疗手段是手术治疗，包括耳郭重建、附耳切除及招风耳的矫正等。手术治疗存在缺点：①需全麻手术。②患者手术年龄至少 6 岁，在幼年时期耳郭畸形可能对其心理造成伤害。③可能出现术中出血、术后感染、手术疤痕影响外观。

耳郭软骨的延展性取决于细胞外基质中透明质酸的量，雌激素能上调透明质酸的水平。在出生后的前 3 天内，新生儿体内含有较高水平的母体雌激素，之后几天内其体内雌激素的水平快速下降，至第 6 周时，其体内雌激素水平趋于稳定。利用新生儿早期耳软骨弹性大、可塑性强的特点，可尽早采用非手术法 ( 无创 ) 矫正耳郭畸形。

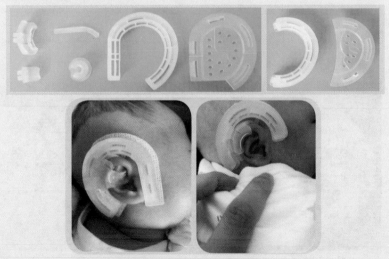

▲耳郭无创矫正器及佩戴图示

# 3 宝宝耳朵的上半部分埋在 头皮下是怎么回事?

这是一种耳郭畸形,名叫隐耳,表现为耳郭软骨上端隐入颞部头皮的皮下,上方的颅耳间沟变浅或消失,无明显的耳郭后沟。用手向外牵拉耳郭上部,则能显露出耳郭的全貌,但松开后,因皮肤的紧张度和软骨的弹性,耳郭又恢复到原来的状态。

隐耳会影响佩戴口罩、眼镜等,因为没有地方挂绳或者挂眼镜腿。另外,由于其耳郭明显不同于正常耳郭,会影响美观度,这容易对孩子的心理发展造成不良影响。

如何矫正隐耳呢?我们可以在孩子出生后 3 天起,利用耳郭矫正器对其进行无创矫正。如果在满月内矫正,一般 20 天左右可以恢复,成功率接近百分百。如果孩子错过最佳矫正时间,依然可以优先选择使用矫正器的方法进行矫正。如果耳轮拉不出来,可以选择手术的办法。

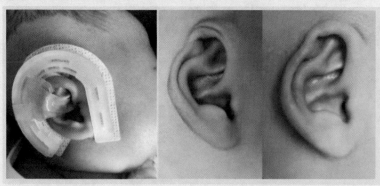

▲隐耳的耳郭矫正器治疗前后对比

# 4 什么是招风耳?

　　招风耳指的是:①耳郭平坦,与颅骨成 90°,耳郭较大,不完全对称。②对耳轮发育不全,耳甲腔深大,耳舟及对耳轮正常解剖形态消失。③颅耳间距离大于 2 厘米。因为耳郭向前,导致患者对耳后面声源定位功能差,对声音收集有不同程度的影响。

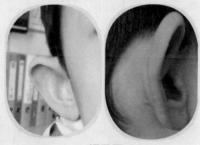

▲招风耳

　　招风耳最佳治疗时间是什么时候呢? 一般情况下是孩子出生 1 ～ 30 天为最佳治疗期,进行无创矫正的效果比较好。如果孩子月龄超过 2 个月,不建议矫正,可以选择 6 岁后通过手术矫正。

招风耳是耳畸形吗?

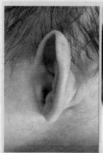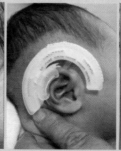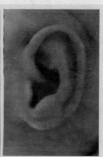

▲招风耳耳郭无创矫正治疗前后对比

**5** 耳郭畸形还有哪些?

垂耳、环缩耳、杯状耳都是典型的耳郭形态畸形。所谓垂耳,就是指耳轮上端向下折,遮挡了三角窝部分,严重的接近小耳畸形。环缩耳就是耳轮与对耳轮重合,甚至粘连,中间缝隙很小,几乎没有耳舟。杯状耳其实更接近招风耳,但是与面部角度没有那么大,大约 45°,看不到对耳轮,耳郭空空的,像个水杯口。

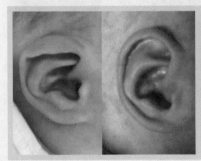
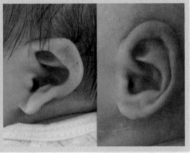

垂耳　　　　　　　　　　　　　　　　环缩耳

▲耳郭无创矫正治疗前后对比

这三种耳郭畸形的共同点就是耳朵向内收缩,感觉小。最佳的矫正时间是满月内。不同点是治疗上的最大时间限度。垂耳最佳矫正月龄可以延长到 3 个月内接受治疗。环缩耳尤其是存在粘连的,最佳矫正月龄不能超过 2 个月。杯状耳最佳矫正月龄不能超过 2 个月,否则容易反弹,治疗效果不佳。

耳朵大就是有福吗?

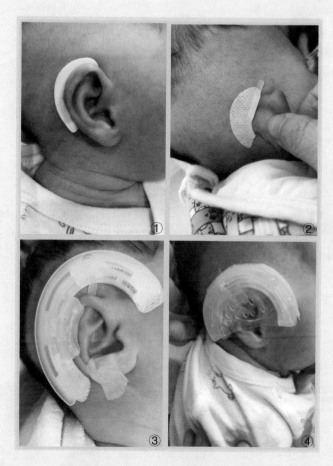

▲耳郭无创矫正器的佩戴过程

# 6 "腊肠耳"是怎么回事？

老百姓常说的"腊肠耳"，其实就是小耳畸形，是指耳郭软骨缺失或者不全导致的结构畸形，一般没有外耳道。

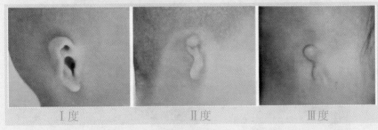

Ⅰ度　　　　　　　Ⅱ度　　　　　　　Ⅲ度

▲小耳畸形

遇到这种情况，首先是解决患者的听力问题，因为听力关系到语言发育。无论是双耳还是单耳畸形，都需要按照听力检查流程进行耳部检查，根据结果制订干预方案，可以选择骨导助听器或者手术方式。

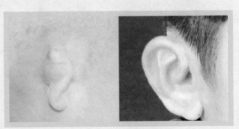

▲耳再造二期术后四个月

其次是解决小耳畸形带来的耳部外观问题。目前有两种选择方案：第一种是非手术的方法，患者 1 岁可以佩戴义耳，暂时解决美观问题，为手术做准备。第二种是耳整形手术，一般在 6 岁前后实施手术，可以同时进行外耳道和鼓室成型手术。

# 7 "精灵耳"如何治疗?

　　"精灵耳"主要表现为耳郭上部尖尖的，没有对耳轮脚或者多了一只对耳轮脚，即三只脚，显得耳舟很宽。

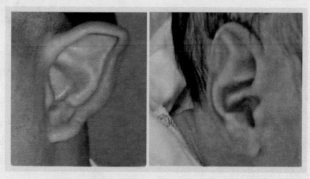

▲"精灵耳"

　　"精灵耳"的耳郭变尖，其形态会影响声波的折射，造成部分声音收集不全，还对美观造成影响。由于"精灵耳"的孩子明显区别于常人，可能会引来异样的眼光，容易对孩子的心理成长造成阴影。家长可以选择在满月内对其进行耳郭无创矫正，尽可能地让孩子的耳朵恢复正常，避免留下遗憾。

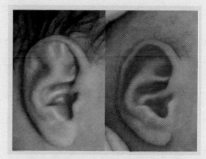

▲耳郭无创矫正治疗前后对比

## 8　长有"福耳"的人真的更有福吗？

我们经常会看见有些人的耳朵前面靠近脸部的位置长一个小肉疙瘩，有人常说这是"福耳"，是有福气的象征。这个小肉疙瘩在医学上被称为"副耳"，副耳是在耳屏前方或在颊部有皮肤色泽正常的皮赘突起，大小、数目和形态多样，内可触及软骨，部分形似小耳郭，属第一、二鳃弓发育异常所致，此类病例常伴有其他颌面畸形。

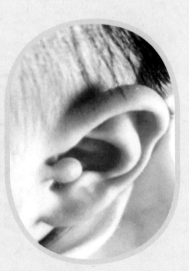

▲副耳

副耳是先天发育异常，它跟福气可没有什么关系。它虽然不会影响孩子健康，但看起来不太美观，随着孩子的长大，美观意识的增强，可能会给孩子造成心理负担。建议孩子 7 岁以后做手术进行摘除。如果副耳很小，对孩子的生活、学习产生不了什么影响，其实也可以不去理会。

# 长有"仓耳"真是富贵之相吗？

有些新生儿的耳朵前上方有一个小小的孔，有人说这是富贵之相，其实在医学上，耳朵上的这种小孔被叫作先天性耳前瘘管。

耳前瘘管是胚胎在母体发育的过程中形成的一种先天性的畸形。它与富贵与否并无关系，耳前瘘管存在遗传性，一般男女患病的比例是4∶1，在男孩耳朵上比较常见。

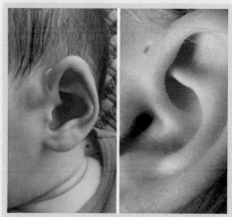

▲ "仓耳"

一般情况下耳前瘘管不会引起不适的症状，也不会对身体造成影响，平时注意不要经常用手去摸、去挤，保持这个部位清洁干燥，如果这个小孔被触碰或挤压，耳前瘘管区域出现了急性发炎的表现，或有肿胀的情况，就要及时去医院进行处理。

# 10 孩子没有生长外耳道怎么办?

孩子没有外耳道,外界的声音无法传入中耳和内耳,孩子听不到声音,就出现了传导性聋。这时,孩子的听力(气导值)通常在 60 分贝左右。

针对没有外耳道的孩子,通常的解决方法有以下两种。

(1)非手术的方法。可佩戴骨导式助听器。当孩子的气骨导差不超过 30 分贝时,听力师会建议给孩子佩戴气导式助听器;如果大于 30 分贝,听力师就会建议给孩子佩戴骨导式助听器。除了传统的发卡式或者眼镜式骨导助听器外,目前国内的骨导式助听器包括:牙骨导助听器、软带 BAHA、软带 Ponto 和软带骨桥。

家长可根据孩子的年龄和自己的经济条件来选择不同的骨导助听器。

(2)手术方式。手术方式包括外耳道鼓室重建术,即大家经常说的"开耳道",重建外耳道、鼓膜和听骨链,同时外耳道植皮。如果孩子外耳发育比较差,不具备开耳道的条件,可以选择植入人工中耳或者骨传导设备,包括 BAHA 和骨桥。

# 11 如何选择"开耳道"、BAHA、骨桥、牙骨导助听器等方法?

通过开耳道（同时通常还重建鼓膜和听骨链，再加外耳道植皮），重建了一个声音信号从外界向内耳传递的途径，可以治疗中度传导性聋。这种方案适合于5岁以上，外耳、中耳、乳突、听骨链发育良好的单侧小耳畸形患者。

植入式骨锚助听器（BAHA）和骨桥的方案适合于外耳、中耳、乳突、听骨链发育不好的双侧小耳畸形患者。5岁前患者不能接受手术，可以考虑软袋式或者发卡式BAHA或骨桥。5岁以上患者能够接受手术了，可以行外科手术植入BAHA或骨桥。

牙骨导助听器适用于18岁以上的单侧耳聋和传导性听力损失患者，可以改善嘈杂环境下的聆听能力，具有无创、隐形、美观、易佩戴和不影响正常饮食的特点。

## 12 肋软骨造耳和材料造耳的优缺点有哪些？

肋软骨造耳和材料造耳的优缺点如下表所示。

**肋软骨造耳和材料造耳的优点与缺点**

| | 优点 | 缺点 |
|---|---|---|
| 肋软骨耳再造 | ①自体组织不排异<br>②技术较易掌握<br>③费用低 | ①有切肋之痛，住院周期长，胸部有明显永久疤痕<br>②手术创伤大，胸廓畸形，需多次手术<br>③有时间窗口期<br>④再造耳毛发较多，不适于发际线过低患者<br>⑤存在软骨被吸收而变形的可能 |
| Medpor高分子医用材料造耳 | ①效果好，3D 支架材料结构清晰<br>②外形稳定，3D 支架材料韧性强<br>③手术一期完成，痛苦轻，创伤小，无切肋痛苦<br>④也可与听力重建一起完成<br>⑤手术年龄：4 岁以上<br>⑥无金属异物 | ①理论上存在排异的可能<br>②手术难度较传统手术高<br>③未熟练掌握技术者，支架外露率高<br>④手术费用较传统手术高 |

# 第二篇

# 外耳疾病篇

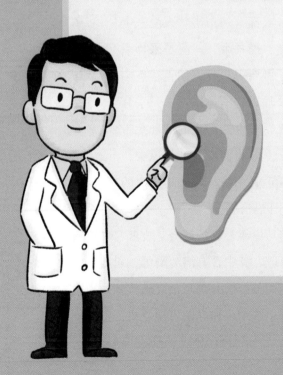

## 13 "采耳"带来的麻烦有哪些?

"耳朵痛死了",小明捂着耳朵痛苦地来到耳鼻喉专科门诊,原来他昨天晚上和几个小伙伴相约去采耳,却酿成了一场耳朵的"灾难"。医生经过检查,发现小明患的是急性外耳道炎,其主要症状就是耳朵里面剧烈疼痛,如果不及时处理,可能还会引起外耳道疖肿,也就是耳道内的脓包。

采耳,也就是我们俗称的"掏耳朵",在民间广受欢迎,成都有句俗语"人生三大乐事:结婚、搓麻、掏耳朵"。但是采耳引起的一系列问题,需要引起我们的重视。由于一些不规范的采耳机构消毒跟不上,采耳技师无菌观念匮乏,很可能给我们的耳朵带来诸多问题,除了上面我们说的外耳道炎,还可能会感染外耳道真菌病,即外耳道内的"脚气"等多种外耳道疾病。

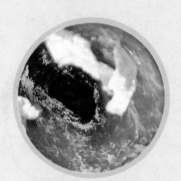
▲外耳道可见菌丝附着

其实,我们的耳道靠外侧的部分是皮肤,其内有耵聍腺,会分泌耵聍,其中含有溶菌酶等,对我们的外耳道具有保护作用。但反复掏耳朵会破坏外耳道正常的生理环境,给一些细菌和真菌可乘之机,造成外耳道疾病,所以说,"采耳有风险,掏耳需谨慎"。

采耳对耳朵有害吗?

#  "油耳"是怎么回事?

王先生的耳朵从上中学开始一掏就有黄色的黏糊糊的东西，有时候还会有难闻的气味，一直觉得是中耳炎，消炎药可没少吃，一直除不了"根"，用他自己的话说就是"已经自暴自弃，耳朵再有黄色东西也不吃药了"。这种状况倒也没加重，他还沾沾自喜。直到有一天，他洗过澡后，忽然听不见了，马上到医院检查，医生发现这老先生的耳朵被一团黏糊糊的东西彻底堵着了。一阵吸引清理后，发现他的鼓膜完整无损，外耳道也没见其他问题。医生就告诉他说："你这耳朵没毛病啊！"他高兴坏了："我的中耳炎被你洗没了。"

他的"中耳炎"当然不是被医生洗没的，因为他根本没有得中耳炎，确切地说，他的耳朵就没病，他只是油耳朵。油耳朵的人在我们周围很常见，这跟人们的体质有关系，有的人天生就是油性皮肤。我们耳道口处的皮肤有耵聍腺分泌耵聍，油性皮肤的人分泌特别旺盛，耳朵又不像我们其他的地方可以定期清洗，所以时间稍长，耳朵里就会有黏糊糊的油性耵聍存留，会引起耳朵痒，或者黏糊糊的感觉，自己一掏很像黏脓样的分泌物，就会有得了中耳炎的错觉。油耳除了跟体质有关系，还与生活环境有关，环境的温度高、湿度高，耳朵油性分泌物就会多。另外，油耳还与是否食用刺激性的食物、情绪是否稳定、睡眠是否充足等有关。

经过医生的解释，王先生总算对自己的耳朵有了透彻的了解，深深地松了一口气，接着就又疑惑地问："那我怎么听不到了，以后该怎么办呀？"这才是重点，摸清油耳的"脾气秉性"，和谐相处就好了。

油耳不是病，但是得定期清洗耳朵，就像油性皮肤的人得多次洗脸，只不过油耳得去正规医院，请专业的医生用专业的工具进行清洗，不然这些油性耵聍会形成耵聍栓塞，会有一系列麻烦，如影响听力、造成外耳道炎等。所以，王先生每隔一段时间就到医院清洗耳朵，现在他的耳朵舒爽得很。

油性耳耳屎
多是病吗？

# 15 耳郭上长个"富贵包"是怎么回事？

一大早，一位大爷就急匆匆地走进医院边走边说："大夫，快帮我看看，我耳朵上莫名其妙地起了个包，不痛不痒的，怪吓人的。"医生让他坐下来，端详一番，原来他的耳郭上方长了一个包，捏了捏还有波动感，就像捏水球的感觉。在进一步检查了外耳道和鼓膜后，医生就问他最近有没有磕着、碰着、冻着耳朵，他说："没有这些情况啊，无缘无故就肿起来了，也没感觉有什么不舒服。"原来，大爷耳朵上的这个包叫耳郭假性囊肿。

有人也称耳郭假性囊肿为"富贵包"。我们的耳郭是软骨，所以可以前后活动，这个耳郭假性囊肿就是软骨间有了积液，所以鼓起来了，因为它没有囊壁，所以叫假性囊肿。长了这个囊肿一般也没什么症状，很多人喜欢捏它，或者它被其他的因素刺激以后，会慢慢地长大，就会有胀胀的感觉。

这个病治疗起来有多种方法。

第一种方法，就是穿刺抽吸，然后再打些药物进去，优点是简单易行、痛苦小；缺点是复发率高，也有患者反复穿刺后出现囊肿感染。

第二种方法，就是把囊液抽出来后，用石膏、夹板、磁铁等工具，将软骨夹 10 天左右，整个过程几乎是无创的，但效果要比第一种方法好，大概 80% 的囊肿都能被去除。临床上我们也推荐这个方法，但夹着耳朵这段时间会有些疼痛不适，夹得

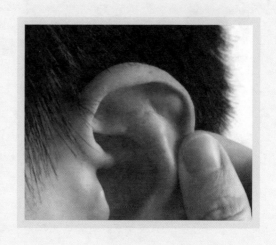

太紧了，也会造成软骨的损伤，这个是折中的治疗方法，不用住院，省钱、省事，但还是有一定复发率的。

第三种方法，对一些复发的囊肿或者比较大的囊肿，可以选择手术治疗，但它是有创的，疗效确切。

对于耳郭假性囊肿的治疗，我们一定要选择正规医院，听取专业医生的建议，选择最适合自己的治疗方式。

# "菜花耳"的由来

"菜花耳"字面的意思就是长得像菜花一样的耳朵。怎么会有长得像菜花一样的耳朵呢,岂不是很难看?出现这种耳朵该怎么办啊?

"菜花耳"的形成大多与创伤有关,特别是一些挤压伤、挫伤等,多见于搏击、摔跤的运动员,故又称之为"跤耳";也见于一些耳郭感染性疾病,如化脓性软骨膜炎等。耳郭软骨受伤后局部形成血肿或者局部软骨碎裂,在血肿机化过程中,局部的软骨坏死被吸收,耳郭皮肤失去了软骨的支架作用,并且软骨和皮肤的瘢痕增生,会使耳郭变得皱巴巴的,沟壑纵横,像菜花一样,我们称之为"菜花耳"。

"菜花耳"主要影响外观,未累及外耳道的软骨时,一般不影响听力等功能。如果个人觉得该耳对生活造成影响的话可进行整形修复,即去除增生的软组织和多余的皮肤,需要多次整形修复。如果软骨支架损伤了,可以用肋软骨重建,行耳郭再造术。

> **小贴士**
>
> 打耳洞也可能引起软骨感染,也就是说,打个耳洞也可能把自己的耳朵打出"花"来的,所以,打耳洞也需谨慎哟。

# 17 孩子经常用手抓耳朵是怎么回事?

临床上常有宝妈咨询,孩子一直用手抓耳朵,是不是得中耳炎了?根据孩子临床表现不同,情况及治疗方式也不同。

第一种情况是孩子耳朵进水了。孩子在洗澡或游泳的时候可能不小心将水灌到耳朵里面,和耳道内的耵聍等混到一块,变成黏糊糊的东西,这会引起耳朵的不适感,此时孩子就会不自觉地去抓耳朵,就像挠痒痒一样,稍等几天,耳道干燥了,情况就好转了。此时,宝妈们需要做的就是定时修剪孩子的指甲,防止孩子抓伤耳道。有的时候,这些黏东西越积越多,年龄较小的孩子耳道比较曲折,自排功能又不强,会形成耵聍栓塞,此时就需要去医院清理耳道了。

第二种情况是外耳道的湿疹。这也是孩子耳朵部位很常见的一种疾病。耳道的湿疹,常常跟耳道潮湿,如汗液浸泡等有关。但更多的时候,湿疹的发生跟过敏有关系,如孩子对奶粉、洗发水等过敏,就会引起耳道口周围皮肤红肿,有时候还会有隆起的小疹子,在急性期会有少量的渗出液,常被认为是耳道流脓了。耳道的湿疹多数不会引起耳痛,只会引起瘙痒感,当孩子不小心抓到这个地方的时候,很容易把此处的皮肤抓烂,就会引起耳痛。一旦得了湿疹,首先,要停用可能引起过敏的过敏原,如更换奶粉、洗发水等。其次,小心看护孩子,不要让其外耳道的皮肤受伤。再次，保持创面干燥清洁，在医生指导下使用外用药，有利于湿疹快速结痂脱落。最后，如果严重的话，建议到医院检查。

第三种情况是得了中耳炎。低龄孩子的咽鼓管短、平、直，由于家长喂奶姿势不对引起孩子的呛奶，以及咳嗽、鼻咽部的炎症等原因，低龄孩子急性中耳炎的发生率明显高于成人。孩子一旦得了中耳炎，会引起耳痛、耳胀，有时会伴有发热、厌食、哭闹不止等症状。此时，就要带孩子到医院进行相关检查，明确诊断后，给予对症治疗。

此外，还有一些不很常见的情况，如外耳道的肿瘤、先天性畸形等，也会引起耳朵的不适感。

尽管孩子抓耳朵的原因很多，但是处理起来就一句话：到耳鼻喉专科门诊检查、确诊，进行相应治疗就好。

# 18 被蚊子叮肿的耳朵如何处理?

夏天里，孩子的耳朵经常会被蚊子叮，一般来说都没什么大问题，在家简单涂用止痒消肿药即可。但是，有一种情况，宝妈们要注意，就是孩子耳朵被蚊子叮过后出现整个耳朵都红肿的情况，这可能是得了耳郭软骨膜炎，需要及时到医院就诊，避免发生严重的并发症。

耳郭软骨膜炎分为耳郭的非化脓性软骨膜炎和化脓性软骨膜炎。耳郭非化脓性软骨膜炎，一般指被蚊虫叮咬后，患者局部皮肤出现红肿、瘙痒、有少量渗出物等症状，严重的也可能引起整个耳郭的红肿，此时炎症未累及软骨膜和软骨，是人体组织对外界毒素入侵产生的炎症反应或过敏反应，可采用止痛、止痒药物进行对症处理，一般不会出现严重的并发症。如果蚊虫分泌物的毒性比较强，或者孩子抵抗力比较差，且在蚊虫叮咬过后反复抓挠耳郭，就会发生耳郭的化脓性软骨膜炎。此时，患者耳郭除了红肿以外，还会出现脓性的分泌物，并可能出现软骨的坏死，耳郭也可能因为软骨的坏死而出现畸形。此时，就需要进行手术，将坏死的软骨彻底清除，但往往会留下耳郭畸形的后遗症。

所以说，如果孩子的耳朵在蚊虫叮咬后出现整个耳朵都红肿的情况，就需要引起家长的高度重视了，要及时到医院就诊，避免发生严重的并发症。

# 19 外耳道里能堵个啥?

我们的外耳道是条有底的隧道,也就是说进出都只有一个口,即外耳道口。外耳道不是笔直的,它是略呈 S 形的,这样的结构偶尔会造成耳道内的堵塞。

外耳道内最常见的东西就是耵聍,过多的耵聍堵了外耳道以后便称为耵聍栓塞。外耳道产生的耵聍,可以通过外耳道的自洁作用和颞下颌关节的运动排出,一般是不会堵的。但是,外耳道比较狭窄。经常掏耳朵、耵聍黏稠等,可能造成耵聍堵塞在外耳道内形成耵聍栓塞,会造成耳痛、耳闷、

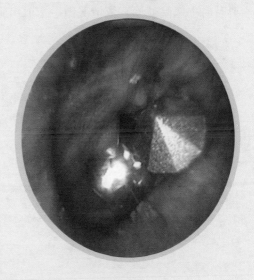

听力下降等症状,此时就需要到医院取出耵聍并对症处理。

外耳道除了被耵聍堵着,还会被异物堵着。在临床上,见到的异物可谓是五花八门。植物类的包括各种豆子等,动物类的包括各种小飞虫和爬虫,还有各类耳钉、耳塞等异物。

此外，堵在外耳道内有一种不是很常见的东西，叫作胆脂瘤。名字里虽然有个"瘤"，但它不是真正意义上的肿瘤，它是由各种原因如炎症、创伤等造成外耳道内角化上皮的聚集及排出不畅引起的。胆脂瘤早期的临床表现与耵聍栓塞相似，而且长期的耵聍栓塞也会引起继发性胆脂瘤，所以在临床上胆脂瘤与耵聍栓塞容易混淆。但相比耵聍栓塞，胆脂瘤会造成患者外耳道的骨质破坏，严重的话还会造成乳突及颅底骨质的破坏，甚至危及生命。所以外耳道胆脂瘤造成的后果更严重，患者需要及时去医院就诊，依情况做手术取出胆脂瘤。

**小贴士**

需要说明的是，外耳道有自己的一套自净系统，日常生活中不容易堵塞，一旦出现耳闷、耳痛等症状，需要及时去医院就诊，做专业的清洗。

# 20　薄如蝉翼的鼓膜也会有血泡吗?

我们的鼓膜是一个薄如蝉翼的膜性结构,它是由上皮层、纤维层和黏膜层组成的,起分隔外耳、中耳和传导声音的作用。当受到外界病毒感染时,鼓膜也会"发炎",即大疱性鼓膜炎。

大疱性鼓膜炎多继发于感冒等病症,早期症状主要是耳道内剧烈的疼痛,这种特点使它容易与急性中耳炎相混淆。通过电耳镜或耳内镜检查可见鼓膜上红色或暗红色的血泡,即可确诊为大疱性鼓膜炎。到疾病后期,血泡破裂后耳内可能有血性或含有血丝的浆液性分泌物流出,此时疼痛可缓解,鼓膜进入愈合期。

大疱性鼓膜炎的治疗:早期血泡破裂前,可给予止痛等对症治疗;血泡破裂后,需积极预防耳道进水等,防止继发感染造成鼓膜穿孔等。

如果出现耳道内剧烈的疼痛,需尽快去医院进行检查。

# 21 外耳道炎能"要命"吗?

我们知道,采耳可能引起外耳道炎,有人也许会觉得这不是很严重的病,殊不知,外耳道炎也可能是"要命"的。下面我们就深入了解一下这一类能要命的外耳道炎——坏死性外耳道炎。

外耳道炎分为局限性外耳道炎和弥漫性外耳道炎。局限性外耳道炎也就是我们常说的外耳道疖,就是外耳道的皮肤上长了一个脓包。弥漫性外耳道炎就是外耳道内广泛的炎症反应。而坏死性外耳道炎就是最严重的一种弥漫性外耳道炎。

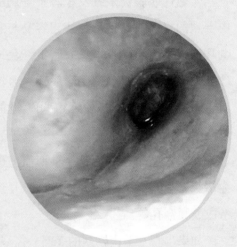

▲外耳道炎症

说它最严重,是因为它可以导致外耳道的骨髓炎,随着颞骨的坏死可引起颅骨的坏死,造成难以控制的颅内感染,从而危及生命。所以坏死性外耳道炎又叫恶性外耳道炎,可见其危害之大。

　　坏死性外耳道炎常发生于体质差的儿童和老人，特别是合并糖尿病的老年患者。它的致病菌是铜绿假单胞菌——一种毒性非常强的细菌，许多难以控制的感染都是它在作怪。细菌的毒性强加上患者的抵抗力差，就像敌人的进攻火力非常猛，又碰上城墙防御差，细菌就会肆无忌惮地在耳道内"为非作歹"，造成严重的后果。

　　既然坏死性外耳道炎会造成严重的后果，那么，我们就需要高度重视它，特别是体质差的糖尿病患者，日常需控制好血糖，做好外耳道的护理，切忌掏耳朵，应保持外耳道的干燥，一旦出现外耳道的疼痛等，应及时到医院就诊。

春季耳朵总是痒是过敏吗？

# 22 耳朵干裂脱皮该如何处理?

在日常生活中，有部分人的耳朵经常会出现干裂脱皮的情况，这是怎么回事呢?

需要明确的是，这是一种皮肤病，叫作慢性湿疹，也称其为特应性皮炎，它常发生于手、脚、腋窝、面部等部位。它的发病原因普遍认为是过敏引起的，也就是说可能跟人的体质有关系，它是在特定的诱发因素作用下发生的，如一些过敏原、情绪因素、搔抓等。其中，临床上最常见的就是搔抓。在急性湿疹期，会造成耳郭有难忍的瘙痒感，如果此时我们反复地搔抓耳郭，就会造成皮肤屏障功能的破坏，从而使急性湿疹反复发作，迁延不愈，病程延长，发展成慢性湿疹。它的常见症状就是皮肤干燥、剧烈瘙痒和湿疹样皮疹。

了解了这种疾病的病因，那么遇到这种情况我们该如何处理呢?

首先，注意远离引发该病的过敏原。其次，注意日常生活的调节，如注意情绪稳定、忌食辛辣刺激的食物等。最后，也是最重要的一点，如果出现了耳朵瘙痒，需及时到医院就诊，采取相应的治疗措施，不要反复搔抓耳郭。

第三篇

# 中耳疾病篇

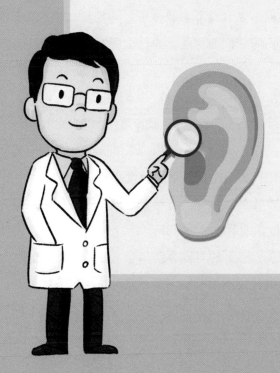

# 23 感冒后耳痛、耳闷是怎么回事?

经常有患者来耳鼻喉科对医生说:"医生,我就是有点儿感冒,怎么现在耳朵这么不舒服呢?又是痛又是闷的。"是啊,为什么感冒后耳朵会出现这些症状呢?

首先,我们需要搞清楚"感冒"是怎么回事。所谓感冒,也称"伤风",其实是指急性上呼吸道病毒性感染性疾病,可以表现为鼻塞、打喷嚏、流涕、发热、咽干、咽痛、咳嗽、头痛等,多呈自限性。也就是说,感冒是发生在鼻腔、咽腔的炎症。了解这一点后,我们再来看看耳朵和鼻子之间是什么关系。鼻子有两个鼻孔,我们叫它们前鼻孔,为什么呢?因为鼻子还有两个后鼻孔,它们在鼻腔的最深处,而后鼻孔的对面就是鼻咽部,鼻咽部的两侧分别有一个咽鼓管的开口,我们叫它咽鼓管咽口。

现在重点来了,咽鼓管是什么?咽鼓管是一个管状的结构,是中耳与外界沟通的唯一的通道,可以说,咽鼓管在鼻咽部的开口,是中耳的"门",这个门,通常情况下是闭合的,而在某些情况下会打开,比如在张口、打哈欠、捏鼻子鼓气等较大气流冲击时,或者做吞咽动作时会打开。

不难想象,当我们感冒的时候鼻腔里会有炎症,大量的鼻涕在咽鼓管咽口刺激其周围的黏膜,造成水肿,咽口不能正常开放,中耳与外界不能交通,会出现耳闷的症状。有的人不停打喷嚏、擤鼻涕，这些情况都会导致咽口在异常状态下开放时，炎症会沿着咽鼓管逆流而上，导致中耳的炎症发生，从而出现耳痛等耳部的不适症状。

但是，并非每个人感冒的时候都会出现耳部不适的症状，这是因为感冒时每个人的炎症严重程度不一样，抵抗力也不一样，而且，咽鼓管本身有防止逆行感染的功能。所以，我们并不需要过分担心每次感冒都会出现耳部不适的症状，只有那些体质差的重度的鼻腔感染者，在咽鼓管功能不良的情况下才会有耳部感染的可能。当然，提高自身抵抗力，减少感冒才是对自己最主要的保护措施。

## 24 孩子咳嗽后为什么容易患急性中耳炎?

为什么孩子只是咳嗽几下,就会发生耳朵发炎的情况呢?对于这个问题,我们要从以下三个方面谈起。

首先,孩子咳嗽是怎么回事? 对于婴儿而言,免疫力及抵抗力都比成人甚至是大一些的儿童低,受凉的情况下很容易出现上呼吸道感染,而咳嗽一般是上呼吸道感染的表现。我们这里说的咳嗽,单纯指上呼吸道感染导致的咳嗽。

**小贴士**

中耳炎其实只是一个统称,它是指发生在中耳的炎症,主要包括分泌性中耳炎、化脓性中耳炎和中耳胆脂瘤(也称胆脂瘤型中耳炎)。其中,分泌性中耳炎一般为中耳内发生的非化脓性炎症,也称为中耳积液、胶耳等;化脓性中耳炎顾名思义就是中耳黏膜的化脓性炎症;中耳胆脂瘤则是指胆脂瘤发生在了中耳。

其次,我们知道,耳朵分为外耳、中耳和内耳三部分,这三部分,只有中耳是与上呼吸道直接有关系的,中耳与外界唯一的通道就是咽鼓管,咽鼓管在中耳的开口叫作咽鼓管鼓口,在鼻咽部有一个开口叫作咽鼓管咽口。鼻咽部属于上呼吸道的一部分,二者关系可谓紧密。那么,在上呼吸道感染的情况下,作为邻居的中耳很容易遭池鱼之殃，也会发生感染，形成急性的炎症，即急性中耳炎。

最后，为什么孩子更容易出现这种情况呢？这就要说一说咽鼓管这个通道了。成人和孩子的咽鼓管形态是有区别的。成人的咽鼓管长约 3.5 cm，与水平面呈大约 40° 的夹角，咽鼓管鼓口高于咽鼓管咽口约 2 cm，孩子的咽鼓管比较短，几乎完全呈水平位，并且管腔较宽。这样一来，鼻咽部有炎症的时候，儿童的中耳感染率要明显高于成人。这也就可以回答为什么孩子咳嗽后容易患急性中耳炎了。

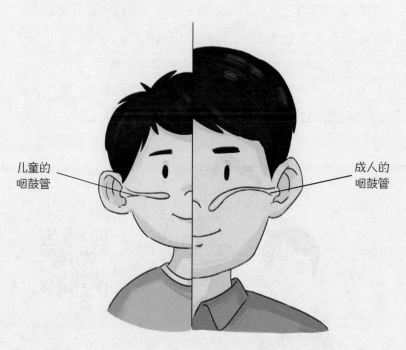

儿童的咽鼓管

成人的咽鼓管

## 25 掏耳时不小心被碰到后耳痛、耳流血怎么办?

平时生活中人们总喜欢掏耳朵,有时不小心被碰到或者掏的时候太用力,就有可能伤及外耳道或鼓膜,这种外伤在没有炎症的情况下是可以自愈的。

如果伤到鼓膜听力会短期内下降,但下降不明显,以后随鼓膜的恢复听力可恢复正常。如果是外耳道伤一般不会有什么影响。受伤后避免耳进水、进异物引起炎症,不要乱挖。如果持续耳痛、流血甚至出现耳流脓应及时到医院就诊。

外伤后长时间的听力下降也应尽快至医院就诊,医生会根据外伤的具体情况给予相应的治疗。

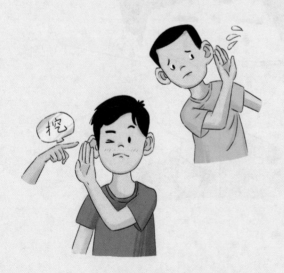

经常掏耳朵对耳朵有害吗?

# 26 孩子半夜耳朵疼得难以忍受，当心急性中耳炎

中耳炎分为急性和慢性，对于儿童来说，最常见的是急性中耳炎，最明显的症状是半夜出现难以忍受的疼痛，其疼痛程度有时会让儿童主动要求去医院就医，所以在医院的急诊会经常遇到这种情况。孩子哭后眼泪流进耳朵里，洗脸、洗澡时耳朵进水一般不会引发中耳炎，中耳炎大多由上呼吸道感染引发。当孩子上呼吸道感染后出现耳痛应警惕中耳炎的可能，及时至医院就诊。

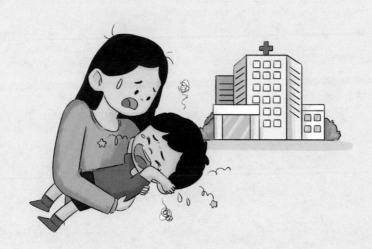

# 27 耳朵闷堵怎么快速解决?

耳朵闷堵首先需寻找其原因。如果是耳屎或异物造成的外耳道堵塞,应到医院取出耳屎或异物即可。

如果是咽鼓管堵塞,可导致分泌性中耳炎。此时需保持鼻腔通畅、避免感冒;若无法缓解,则需去医院进行 CT 检查,排除肿瘤等其他因素。此外还需检查听力,判断有无听力下降的情况。

# 28 孩子耳朵流水有哪些原因?

　　家里的孩子耳朵流水了,大人一般都会想,呀,这是不是中耳炎啊?诚然,中耳炎的确是耳朵流水的常见原因,但并不是所有耳朵流水的情况都是中耳炎导致的。

　　耳流水就是所谓的耳溢液,耳部的很多疾病都会有耳流水的表现,大概可以分为两大类,就是耳部炎症性疾病和耳部非炎症性疾病。

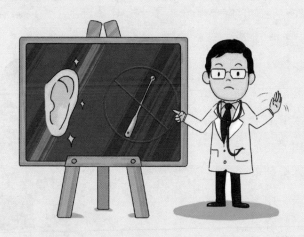

　　耳部炎症性疾病常见的有外耳道炎、外耳道疖肿、急性化脓性中耳炎及慢性化脓性中耳炎等,此时耳流水多为淡黄色黏稠脓性分泌物,孩子多伴有耳痛的症状,此时应及时到医院就诊,给予相应的药物治疗。平时在生活中要注意提醒孩子保持外耳

道清洁干爽，避免进水及异物，更要避免使用锐利的器械清理外耳道，以免损伤外耳道皮肤、引发炎症。

耳部非炎症性疾病主要有外耳道湿疹、脑脊液耳漏等。这些疾病发病时都会有耳流水的情况，不过这些分泌物质地与脓性分泌物质地不同，会比较稀薄透亮，湿疹常伴有外耳道痛痒的症状，查看外耳道或者耳郭皮肤有丘疹。脑脊液耳漏则多为外伤后发生，一般外耳道皮肤颜色正常，清亮水样液体较多，此时应及时到医院就诊，给予相应治疗。所以，家长平时在生活中要注意提醒孩子保持外耳道清洁干爽，避免让孩子接触到过敏的东西，看护好孩子，避免其头部、耳部受伤。

另外，有的时候孩子洗澡不小心耳朵进水了，或躺着喝奶不小心流进耳朵了，这些液体再从耳朵里流出来，也是耳流水的表现，此时不用太担心，让孩子耳朵朝下等水流出来，用棉签清理一下外耳道口就可以了。

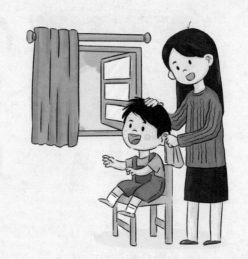

# 29 呼吸和说话时，明显感觉到耳朵发闷，是怎么回事？

有些患者很苦恼，因为他们呼吸和说话时，会明显感觉到耳朵发闷，看看外耳道内，干干净净，没有耵聍堵塞，这到底是怎么回事呢？

患者在各种原因导致的咽鼓管咽口出现堵塞的情况下，中耳内空气不能和外界流通，始终处于封闭状态，会出现耳闷的症状。这时，一般可以通过咽鼓管吹张或者捏鼻鼓气等行为打开咽鼓管咽口，使气流进入中耳，就可以缓解耳闷的症状，这与呼吸和说话是没有关系的。

**呼吸和说话时出现耳闷是什么原因呢？**

呼吸和说话时出现的耳闷不是因为咽鼓管咽口堵塞了，而是因为咽鼓管咽口太通畅了，一直处于开放状态，我们称其为咽鼓管的异常开放。此时呼吸和说话的时候，会有明显的、比较强的气流通过咽鼓管进入鼓室，导致耳胀满感，也就是所谓的耳闷。除了耳闷，患者还会出现自听增强，在正常情况下，咽鼓管的闭合状态可阻隔说话、呼吸、心搏等自体声响的声波经鼻咽腔、咽鼓管而直接传入鼓室。在咽鼓管异常开放的患者说话时，咽鼓管这种阻隔作用消失，声波经异常开放的咽鼓管直接传入中耳腔，产生自听过响症状。另外，因呼吸的空气很自由地从开放的咽鼓管进入中耳，患者感觉耳内有持续或间歇性的"噼啪"声样的耳鸣，且与呼吸节律相一致，还有患者会出现耳痛的症状，一般不会有听力下降。上面所说的症状随患者的体位改变而变动：直立时症状加重，仰卧或身体前倾时症状减轻。急促而猛烈的吸鼻动作也可使症状暂时缓解。

**咽鼓管异常开放是由哪些原因引起的呢？**

可能是咽鼓管咽口周围的软组织病变，如该处软组织发生缺损或萎缩、瘢痕粘连，以及咽鼓管周围肌肉麻痹等；也可能是精神因素的作用，长期紧张状态时肌肉就会保持强直性收缩，尤其是咽鼓管周围的肌肉，更容易发生异常性收缩，从而造成咽鼓管的异常开放。另外，炎症刺激和不良的生活习惯，如长期呼吸用力过度，或频繁地发生吞咽动作及咀嚼动作等，都会导致咽鼓管咽口的肌肉或软组织发生不同程度的损伤，导致咽鼓管无法正常关闭。

由此可见，当发生咽炎、鼻炎等疾病或咽鼓管周围的软组织病变后，一定要及时就医治疗，以免病情扩展而导致咽鼓管异常开放。另外，改变不良的生活习惯，及时舒缓紧张情绪，保持积极乐观的心态等也有助于预防和治疗咽鼓管异常开放。

# 30 中耳炎患者为什么会得脑膜炎?

中耳炎和脑膜炎有关系吗? 为什么一个小小的中耳炎能和脑膜炎有关系呢? 我们来说说这是怎么回事儿。

前面我们已经了解过, 中耳位于颞骨内, 包括乳突、鼓室、鼓窦和咽鼓管, 那么, 中耳的周围都有些什么结构呢? 中耳外侧为外耳道深处的鼓膜; 其内侧为耳蜗、半规管; 其顶部通过一层薄的骨板及脑膜与颅内相隔; 其底部通过一层薄的骨板与颈内静脉相隔; 其前面通过一层薄的骨板与颈内动脉相隔; 位于中耳内后方的乳突, 通过颅骨脑膜与颅内的乙状窦、脑组织相隔。由此可见, 中耳周围都是很重要的结构, 中耳内部还有面神经穿行, 任何一个部位出现问题, 都会出现严重症状!

那么, 中耳炎是怎么发展成了脑膜炎呢? 中耳的顶后壁就是颅骨的骨板, 中耳内的炎症如果很严重, 就会穿透颅骨, 再接着感染硬脑膜、蛛网膜和软脑膜, 而所谓的脑膜炎其实就是发生在蛛网膜和软脑膜的炎症, 脑膜炎症控制不住, 还有可能进入脑组织形成脑脓肿。所以, 不要以为中耳炎就是耳朵流脓而已, 是个小病, 不用重视, 不用治疗, 它严重起来, 可是能威胁到生命的。

当然, 脑膜炎作为中耳炎的并发症, 只有在人体抵抗力低, 中耳感染细菌毒性强, 特别是遇

中耳炎会引发脑膜炎?

到破坏力巨大的胆脂瘤时，才有可能出现。所以，大家也不用过于担心，只要耳朵不舒服时及时到医院咨询医生，必要的时候拍个高分辨率的 CT 片，就能避免耳源性脑膜炎的发生了。

# 第四篇

# 神经性耳聋篇

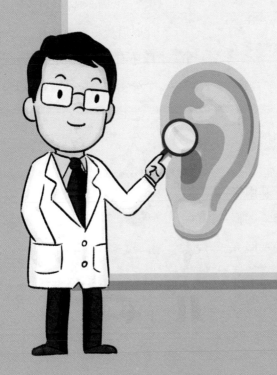

# 31 夫妻二人听力正常，为什么他们的孩子有听力缺陷？

中国人群常见耳聋基因突变的携带率高达 5%，正常听力的父母如果携带遗传性聋基因，他们将面临生育聋儿的风险。这种情况常见于常染色体隐性遗传性聋，父母双方分别携带同一基因上的致聋突变。

**小贴士**

隐性遗传病（Aa 或 aa）就是说是否患病由 a 决定，因为只要有 A 在，就会是显性，而此病为隐性才患病，所以只有当 aa 时，才会患病。

父母会有 25% 的概率将两个突变的等位基因（aa）同时传递给后代，此时后代将出现耳聋；父母还有 50% 的概率将一个突变的等位基因（Aa）传递给后代，这种情况下孩子和其父（母）一样，属于听力正常耳聋基因突变携带者；另外 25% 的概率是父母同时将正常的等位基因（AA）都传递给后代，这种情况下孩子的基因是完全正常的。

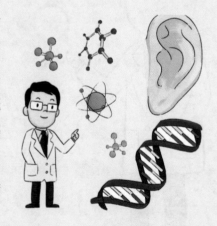

# 32 孩子出生后听力筛查没有通过，该怎么办?

　　出生时的听力筛查为初步筛查（初筛），指新生儿出生后3～5天的听力筛查。初筛没有通过的需要进行第二次筛查（复筛），即出生42天内的婴儿初筛没通过或初筛结果可疑，甚至初筛已经通过但属于听力损失高危儿的，如重症监护病房的婴儿，需要进行听力复筛。若孩子未通过复筛，应在3月龄时接受听力学和医学评估，确保在6月龄内诊断其是否存在先天性或永久性听力损失，以便对其实施干预。无论听力筛查是否通过，耳聋基因筛查未通过者均应到门诊进行遗传咨询。确诊孩子听力有问题要采取干预措施，干预措施包括医学干预、听力补偿或重建，以及听力功能训练和语言康复训练。

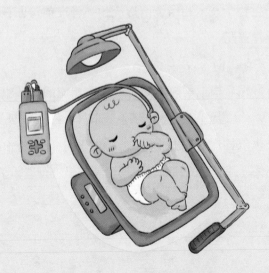

# 33 耳聋夫妻如何能生出一个听力正常的孩子？

产前耳聋遗传诊断、植入前遗传学诊断和植入前遗传学筛查、产前诊断，有助于指导耳聋患者夫妻生育听力正常的后代。

**产前耳聋遗传诊断**

对妊娠前或妊娠期的妇女抽血进行耳聋基因筛查，若筛查未通过（即结果提示为耳聋基因携带者），在经过家属同意后，对其配偶行基因筛查，通过筛查结果判断生育聋儿的风险。

**植入前遗传学诊断（PGD）和植入前遗传学筛查（PGS）**

这项诊断与筛查主要针对体外受精中植入前胚胎的遗传学检测。PGD/PGS 是对体外受精的胚胎进行活检，采用多种技术进行遗传学诊断，选择正常胚胎进行移植，是辅助生殖技术与分子生物学技术相结合而形成的一种产前诊断技术，可避免再次生育聋儿。

**产前诊断**

妊娠后根据妊娠不同时期获取相应的胎儿组织——妊娠早期（9 ~ 12 周）行羊膜、绒毛膜取样；妊娠中期（16 ~ 20 周）行羊水取样；妊娠晚期（22 ~ 37 周）行脐带血取样。对胎儿行相关耳聋基因的诊断，根据诊断结果进行遗传学生育指导。

# 34 "一巴掌打聋"是怎么回事?

"一巴掌打聋"是指大前庭水管综合征的患儿一旦头部受到撞击可能诱发耳聋。

大前庭水管综合征是一个常染色体隐性遗传的非综合征性耳聋，主要的遗传基因是 SLC26A4，95% 的大前庭都是由于这个基因导致的，是常染色体隐性遗传基因。

隐性遗传的特点是父母可以是正常的，但他们携带了一个不好的基因传给了后代，所以孩子就表现出来了，孩子一对等位基因都有问题。这样的孩子出生的时候在内耳上有发育的畸形，叫前庭导水管扩大。

携带 SLC26A4 这种基因的孩子，即使受到轻微的外伤，甚至是一巴掌，有可能听力就下降了，甚至听力全没了。其他诱因比如头部的撞击、倒立，甚至是剧烈咳嗽都可能导致耳聋。

对于大前庭水管综合征患儿，家长一定要特别注意两个问题：第一就是不要受外伤，轻微的外伤都不行；第二就是不能发热、感冒，因为一发热、感冒，颅内压就会增加，听力必然会下降。当然，遇到问题及时找医生，通过积极的治疗，也能恢复一部分听力，但如果患儿经受反复的这种波动，听力就有可能永久丧失，尽早采用人工耳蜗可能是最好的选择。

## 35 "一针致聋"是怎么回事?

"一针致聋"指的是药物敏感性聋，这类耳聋患者对某些耳毒性药物极度敏感，注射后可直接致聋。耳毒性药物有很多，最常用的氨基糖苷类药物，如妥布霉素、庆大霉素和阿米卡星等；抗肿瘤药物，如顺铂、卡铂等；解热镇痛抗炎药物，如水杨酸类、苯胺类药物等；抗疟药，如氯喹、奎宁等。

有些药物的耳毒性是可逆的，有些则不可逆。在众多耳毒性药物中，氨基糖苷类药物尤其值得注意，在这类药物致聋患者中，部分属于过量用药致聋，而另外一部分患者对氨基糖苷类药物有超敏性，即使用正常剂量或微量药物就可能造成听力损失。这就是因为他们携带了"一针致聋基因"，学名为"线粒体 DNA12S ~ rRNA"。

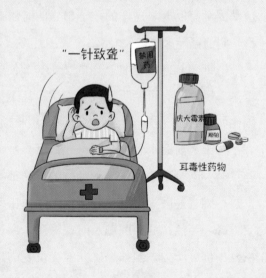

"一针致聋"

禁用药

庆大霉素

顺铂

耳毒性药物

# 36 患了脑炎、脑膜炎或腮腺炎的孩子，为何会出现耳聋？

患脑炎时间过久或感染症状过重，没有得到很好治疗时，脑细胞发生不可逆损害，就会引起后遗症，主要有以下三种。

（1）失语、语言迟钝、瘫痪、吞咽困难、视神经萎缩、耳聋、癫痫等神经系统损害。

（2）痴呆、记忆力及理解力减退、智力低下、表情淡漠、眼神呆滞、哭笑无常、出现攻击性行为、易激动、易兴奋、多动等精神状态及认知功能异常。

（3）多汗、流涎等自主神经功能失调。

所以，患了脑炎应尽早到医院治疗，处理及时可能会防止耳聋等感染后遗症。

患脑膜炎时如果未及时进行规范治疗，脑膜则容易出现炎症性粘连进而发生后遗症。脑膜炎严重的后遗症包括意识障碍、双侧听力丧失、运动障碍、癫痫、视力障碍、脑积水；较轻的后遗症包括行为问题、学习困难、单侧听力丧失、肌张力减低、复视。

因此，患病后应及时规范化治疗、全程治疗，降低后遗症的发生率。脑膜炎好转以后，一定要注意自身的听力情况，一旦发现听力下降，要尽早干预、治疗。

腮腺炎的危害非常大，腮腺炎病毒会侵犯人体多个部位，容易引起睾丸炎、卵巢炎、胰腺炎，以及神经系统的并发症。其中神经系统损伤发病突然且较严重，一旦出现听神经的坏死，那么药物保守治疗的效果将非常有限。但是家长也不用过于担心，可考虑通过人工耳蜗手术让孩子听到声音。

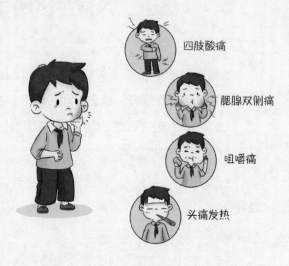

四肢酸痛

腮腺双侧痛

咀嚼痛

头痛发热

一旦孩子感染腮腺炎，家长不能任其发展，必须尽快到正规医院接受详细检查及治疗。一方面，控制腮腺炎的继续发展；另一方面，还要对孩子的其他器官进行相关检查，密切关注孩子有没有其他组织或者器官的损伤，做到及时发现、及时治疗。腮腺炎发病 1 ~ 2 周是治疗的黄金期。一旦发现孩子听力出现异常，应及时送医，尽可能避免听力出现不可逆的下降。另外，在腮腺炎发病的同时，孩子可以在医生的指导下注射或服用营养神经的药物，将能起到一定的预防作用。

# 37 老年人为什么能听到声音，却听不清内容？

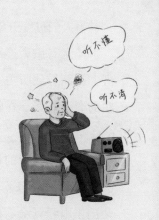

多数感音神经性聋患者和老年人听得到声音、却听不清内容的原因在于，其内耳、听神经和听觉中枢存在不同程度的损伤。

一般来说，听觉包括三个阶段：听到（察觉）、听清（辨别）、听懂（理解）。听得清就一定是听到了，但听得到却不一定听得清。内耳具有简单的声音信号分辨能力。内耳受损后，听觉分辨能力就会有所下降。不太严重的内耳损伤，还不至于使患者完全丧失听觉分辨能力。听觉中枢则具备更复杂、更强大的声音信号分析能力。听觉中枢受损，听觉识别能力会明显下降。

当人进入嘈杂的环境中时，由于声音信号本身混杂不清，正常听力的人听起来都比较困难，听觉功能下降的患者更无法听清。由于大多数感音神经性聋患者的内耳和听觉中枢都有不同程度的损伤，且听力损失越重，听觉分辨能力越差，因此，多数感音神经性聋患者都会抱怨听得见却听不清。此外，由于老年人的中枢神经退化，大脑对信息的处理能力减弱，和同样听力损失程度的年轻人相比，老年人的识别能力更差，听不清、听不懂的现象就更常见。

为什么老年人能听到声音却听不清内容？

# 38 过度劳累，为什么听力会急剧下降？

当人们过度劳累后会出现听力急剧下降，甚至导致耳聋。

经常有患者连续加班 1 个月，每天基本在凌晨 2 点之后下班，进而导致听力下降。这是突发性聋的一种，表现为毫无征兆的突然耳聋。在临床诊疗过程中，因疲惫引发的突发性聋占 60% ~ 70%。

原来，耳朵的核心器官"耳蜗"只有一根供应血管，人在极度疲惫的状态下，血液会首先保证输送到大脑里，对两侧耳朵的供血量就会有所减少，进而造成耳蜗供血不足，或因血液不足引起痉挛，耳蜗因失血造成缺氧，导致耳蜗中的毛细胞坏死。在这种情况下，人体首先会觉得耳鸣，之后就会发现听力急剧下降。

所以发生这种情况后应及时到医院就诊，及时给予治疗，越早治疗越好。平时生活中应注意规律作息，保持良好的生活习惯及饮食，加强体育锻炼，紧张的工作之余适当放松，不熬夜，不过度劳累。

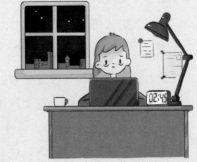

经常熬夜会导致听力下降吗？

# 39 "三高"等疾病会影响听力吗?

　　"三高"（高血糖、高血压、高血脂）及类风湿性关节炎等疾病会影响听力。

　　高血压、充血性心力衰竭和冠状动脉疾病都会影响心脏将血液输送到全身的功能。人耳中的内耳毛细胞负责将声音信号转化为大脑可解读的声音。稳定的血液供应是毛细胞正常工作的前提，心脑血管疾病会影响毛细胞的血液供应，从而影响听力水平。

　　高血脂患者血液处于高黏、高凝状态，血小板聚集率增加，以及小的脂肪栓等均可造成内耳缺氧，通向内耳的血管很细，最终内耳因得不到营养而受损。若因各种慢性病影响到内耳的供血、供氧，以及淋巴液的正常循环，会损害内耳的细胞功能，导致听力减退。

　　高血糖（糖尿病）会损害内耳神经血管，从而影响毛细胞功能，

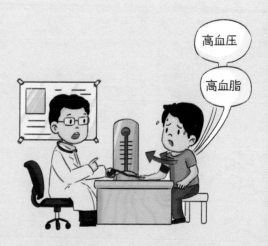

导致听力下降。罹患糖尿病后，患者血糖长时间控制不佳，在高血糖的情况下，血管容易发生病变，供应内耳血液的血管也会受到影响，从而引起血管硬化痉挛，内耳血液供应不足。一旦内耳血液供应不足，就极容易给内耳毛细胞带来不可逆的损伤，使患者出现耳鸣、听力下降等病症。所以，为了避免高血糖导致听力下降，糖尿病患者应积极控制血糖，避免血糖升高。

类风湿性关节炎是一种自身免疫性疾病，容易引起关节疼痛和炎症，严重的还会破坏人们的软骨、骨骼及周围组织。据统计，大约 75% 的类风湿性关节炎患者会患上听力损失。为什么很多类风湿性关节炎患者同时患有听力损失？因为炎症引发的肿胀会影响耳朵内部的软骨和微小骨骼，从而导致听力障碍。另外，治疗类风湿性关节炎的非甾体抗炎药也可能导致听力损失。

# 40 放鞭炮导致了耳鸣和听力下降怎么办?

放鞭炮会产生强大的冲击波,这种强大的声波能量首先会对人体的耳膜形成冲击,严重时会造成耳膜穿孔,还可能通过听小骨的传导将能量传至内耳导致损伤。这就是为什么有些朋友放完鞭炮后耳朵会持续好几天"嗡嗡"作响,甚至伴有耳痛和听不清楚声音的现象。医学上将这种因巨大声响冲击波造成的耳损伤称作爆震性聋。耳损伤较轻的,症状可以慢慢缓解,而严重的爆震性聋会导致永久的耳聋。所以,放鞭炮导致耳鸣和听力下降后应该到正规的医院就诊,行电耳镜、电测听、声导抗、耳蜗电图、听力脑干反应甚至前庭功能检查,明确诊断。

处在噪声环境中的听力防护措施包括:

(1)采取各种隔音防震、吸音的措施,做好个人防护。平时尽量远离强噪声,如必须接触,应当使用护耳器、抗噪声头盔等专业防护用具。没有专业防护用具时,在外耳道内塞入棉花亦能起到一定的保护作用。

(2)减少噪声接触时间。若每天不得不在噪声环境中持续工作时,中间要有短暂休息,以降低噪声对听力的损害。

(3)药物防治。若发现听力下降,要及时到医院治疗。目前预防和治疗噪声性聋的药物种类主要有改善微循环药物、皮质类固醇、促进神经营养代谢的药物等。另外，也可采用高压氧治疗，改善内耳供氧，也有利于耳蜗功能的恢复。

（4）宣传教育。认识到噪声性聋的危害和发生的原因，同时掌握控制噪声和预防噪声性聋的方法。

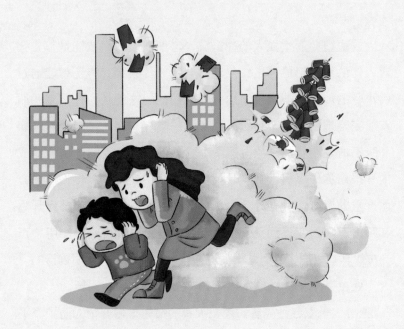

# 第五篇

# 助听器和人工耳蜗篇

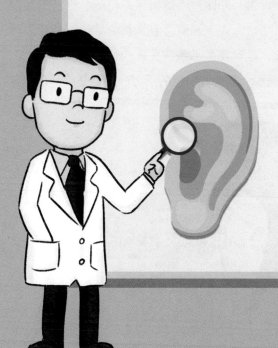

# 41 哪些人适合植入人工耳蜗?

双耳重度或极重度感音神经性聋的患者都可以选择植入人工耳蜗。这些患者有的是语前聋（学会语言之前发生的耳聋，一般可能是先天异常或是在婴儿时期出现的耳聋），有的是语后聋（学会语言后出现的耳聋）。语前聋和语后聋患者植入人工耳蜗的选择标准分别是：

（1）语前聋患者植入人工耳蜗的适合条件：①植入年龄通常为 1 ~ 6 岁。植入年龄越小效果越佳，但要特别预防麻醉意外，失血过多，颞骨内、外面神经损伤等并发症。目前不建议为 6 个月以下的患儿植入人工耳蜗，但脑膜炎导致的耳聋因面临耳蜗骨化的风险，建议在手术条件完备的情况下尽早手术。6 岁以上的儿童或青少年需要有一定的听力、言语基础，自幼有

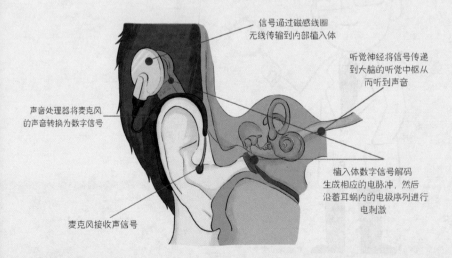

信号通过磁感线圈无线传输到内部植入体

听觉神经将信号传递到大脑的听觉中枢从而听到声音

声音处理器将麦克风的声音转换为数字信号

植入体数字信号解码生成相应的电脉冲，然后沿着耳蜗内的电极序列进行电刺激

麦克风接收声信号

助听器佩戴史和听觉言语康复训练史。②双耳重度或极重度感音神经性聋。经综合听力学评估，重度聋患儿佩戴助听器3～6个月无效或者效果不理想应行人工耳蜗植入；极重度聋患儿可考虑直接行人工耳蜗植入。③无手术禁忌证。④监护人和／或植入者本人对人工耳蜗植入有正确的认识和适当的期望值。⑤具备听觉言语康复训练的条件。

（2）语后聋患者植入人工耳蜗的适合条件：①各年龄段的语后聋患者。②双耳重度或极重度感音神经性聋，依靠助听器不能进行正常听觉言语交流。③无手术禁忌证。④植入者本人和／或监护人对人工耳蜗植入有正确的认识和适当的期望值。

# 42 人工耳蜗植入手术什么时候做最合适?

从生理角度来看，越早植入人工耳蜗越好。已知听觉中枢在 3 岁左右成熟，特别是在 6 个月到 2 岁的婴儿时期，左侧颞叶的神经突触爆发式增加。听觉中枢如果长期不能接受声音信号的刺激，就会出现萎缩，即使患者以后再做治疗，其听觉效果也会受到影响。而人的耳蜗在出生后就已经基本定型。因此，一旦诊断明确，患者就应尽早接受人工耳蜗植入手术。

关于患者进行人工耳蜗植入手术的最佳时间，有大量的研究指出，越早进行人工耳蜗植入手术，患者的听觉语言功能恢复得越好。2 岁以前植入的患者与 2 岁以后植入的患者相比，不仅听觉语言测试的结果好，而且能更早地达到最佳的听觉功能。如果错过了这段时间，造成的损失将无法挽回。所以，要想人工耳蜗植入手术达到最理想的效果，应该在患者 2 岁以前，最好是 1 岁时植入。即使是 4 岁植入人工耳蜗的患者，也会存在听觉中枢不可逆的情况，效果肯定不如早期植入的患者。

语后聋成人患者只要符合人工耳蜗植入手术的条件，都可以进行此项手术。

# 43 如何选择合适的人工耳蜗植入电极?

现在的多通道人工耳蜗平均有 16 ~ 24 个电极,不同品牌的人工耳蜗的电极的长度不同,每个电极之间的间距也各不相同,电极的弯曲度也有所不同,所以需要根据患者耳蜗的发育情况、大小、有无蜗轴等情况选择合适的电极,如下表所示。

**适合不同患者的电极**

| 电极类型 | 极重度 / 重度感音神经性聋患者 | 中度到重度高频听力损失患者（有残余听力） | 耳蜗畸形患者 | |
| --- | --- | --- | --- | --- |
| | | | 有蜗轴 | 无蜗轴 |
| 弯电极 | √ | | √ | |
| 精细直电极 | | √ | | |
| 标准直电极 | | | | √ |

## 44 双侧人工耳蜗植入和双模干预的区别是什么?

　　双侧人工耳蜗植入是双耳同期或分期植入人工耳蜗,双侧人工耳蜗植入的患者在聆听效果、噪声环境下的语言理解、音乐欣赏等各方面能力都要明显优于单侧植入者。

　　起初的双模干预概念是指针对患者不对称型的听力损失进行的听力干预,患者一侧是重度、极重度耳聋,需要做人工耳蜗手术,另外一侧可以戴助听器补偿听力。之后,双模干预的概念有所发展,即患者一侧做人工耳蜗手术,另外一侧即使佩戴助听器也补偿不到正常的听力,这个时候仍要佩戴助听器。虽然单纯使用助听器对言语识别效果没有提升,但是结合人工耳蜗以后会有一定的补偿,戴了助听器以后是有帮助的。

# 45 植入人工耳蜗后听到的声音是什么样的?

植入人工耳蜗后,有些人说听到的是正常的声音,有些人说听到的声音不正常。植入者听到的声音到底是怎么样的?其实每个人都不一样。一般情况下,佩戴助听器的声音如果补偿得比较好,没有采用压缩音频的技术,那么植入者听到的应该是相对自然的声音。人工耳蜗是电刺激直接刺激听神经末梢引起听觉。很多植入者开机的表现各不相同,绝大多数语后聋的患者感觉声音是比较正常的,和他们以前印象里的声音差别不大;个别人会觉得声音稍微有点变调。例如,有患者会说声音中有一点金属音,但理解、聆听声音没有任何问题。大部分的人工耳蜗植入者在一开始开机的时候听到的是没有意义的声音,到了某个阶段突然一下子就全清楚了。少数人工耳蜗植入者一开始开机就可以听懂声音,只是音调可能和他们以前听力好的时候或者佩戴助听器时听到的声音有点不一样。

但是也有极少数患者不能适应电刺激的声音。例如,一个语后聋患者,植入人工耳蜗的时候十八九岁,之前一直戴着助听器,他在植入人工耳蜗后老是觉得有一种电流刺激的声音,一直不满意,适应了七八年都适应不了。医生尊重患者意愿将植入体取出。

戴人工耳蜗会听到机器人声音吗?

## 46 哪些人适合佩戴助听器?

双耳听力损失到中、重度聋的程度，经药物和手术治疗无效者，应尽早佩戴助听器。具体适应证为：①双耳听力损失为神经性聋且程度为 50 分贝以上；②反复不愈的混合性聋，如长期的慢性中耳炎，术后仍有听力障碍；③中耳炎或耳硬化症患者中不愿手术者等。

但是，不是所有的耳聋患者都可以使用助听器，如听神经病、进行性听力下降的听神经瘤患者等。这类患者使用助听器的效果会很差，有可能还会延误耳聋的治疗。所以，当患者考虑佩戴助听器的时候，要请专业人员为其服务，这是十分重要的。

# 47 气导助听器有哪些类型?

气导助听器按佩戴方式主要分为四种类型。

（1）盒式助听器：输出功率大，操作方便，电池使用时间长，价格低，适合听力损失严重者及老年人使用。

（2）耳背式助听器：呈长弯钩形放在耳郭背后，体积小，便于头发掩盖不易被人发现，声音清晰，助听效果好，但必须配置耳模，否则会影响听觉效果。

（3）耳内式助听器：根据耳甲腔形状制作外壳，适合于轻、中度听力损失者使用，不适合身体处于成长发育期的聋儿佩戴。

（4）耳道式助听器：是在耳内式助听器的基础上发展起来的，经专门定做，是形状最小的助听器，但其输出功率小，调节不便，电池容量小。

气导助听器按声音信号处理技术主要分为两种类型。

（1）模拟技术助听器：用电子元器件焊接组装或是模拟电子技术的集成块组装的产品。这种产品的各项技术指标在形成产品后无法调整，在选配时需根据使用者的听力状况，选择合适的机型。

（2）数字技术助听器：使用声音信号数字处理芯片，具有强大的数字信号处理能力，与模拟技术助听器的不同之处在于它可以通过软件对声音信号进行一系列复杂的处理控制，最后再通过数模转换器将处理好的数字信号转变为声音信号，输出参数可以通过电脑进行调整，使产品适应不同的听力损失的使用者。

**48** 骨导助听器有哪些类型?

正常状态下，我们至少用两种方式听声音：骨导方式与气导方式。

所谓骨导方式是声音信号振动颅骨，不通过外耳与中耳直接传输到内耳去。骨导助听器最终产生的不是声音信号而是振动信号。骨导助听器没有所谓"耳机"或者耳塞，取而代之的是一个能够产生振动信号的振荡器。将振荡器压紧在耳后凸起的乳突骨上，振荡器的振动会引起颅骨的振荡并将信号越过外耳与中耳，直接传递到内耳，骨导助听器的优势正在于此。

骨导助听器主要分为两大类：直接驱动颅骨类和经皮驱动颅骨类。

（1）直接驱动颅骨类。①手术类：穿皮骨锚式，植入换能器（骨桥）。优点在于不受外耳、中耳听力障碍的影响，直接作用于内耳，传递并适度放大声音。在噪声环境下言语识别能力更佳。由于不堵塞外耳道，无耳异物感，无堵耳效应。缺点为需要手术植入，价格比较昂贵，花费较高。②非手术类：牙骨传导听力系统（SoundBite 品音）。无创、非手术；临床听力效果媲美手术植入式骨导产品；改善嘈杂环境下的聆听能力；

隐形、美观、易佩戴；不影响正常饮食。

（2）经皮驱动颅骨类。①手术类：被动经皮植入骨锚式。优点在于不受外耳、中耳听力障碍的影响，直接作用于内耳，传递并适度放大声音。在噪声环境下言语识别能力更佳。由于不堵塞外耳道，无耳异物感，无堵耳效应。②非手术类：眼镜式、软带式、头夹式、耳道或粘贴式。优点是外观时尚，很好地掩饰了佩戴效果。缺点是由于振动衬垫必须与头固定紧密，所以佩戴这种骨导助听器后极不舒适。佩戴时间过长会引起头痛和皮肤损伤。声音失真严重，电池电量消耗快。

# 49 牙骨导助听器适合哪些人群使用?

牙骨导助听器是通过耳背机收集听损侧的声音信号并进行数字化处理的，利用无线方式将数字信号发送至口内机；口内机运用振动技术产生高品质的、无损耗的振动，利用牙齿（牙槽骨本身就是颅骨的一部分）将声音刚性传递至颅骨和健侧的耳蜗，从而使患者听到声音。

适应证为：单侧感音神经性听力损失或者传导性听力损失的成年患者用于听力补偿。主要适用于一侧耳朵骨导完全正常，一侧耳朵重度听损的情况。患耳助听器收音，传递到后牙槽的振动器，然后利用好耳骨导感知声音。因为是装到牙齿上的，所以目前是推荐成人及无牙周问题的患者使用。

# 50 听性脑干植入是怎么回事?

耳蜗性深度聋或全聋的患者可通过植入人工耳蜗（CI）及术后听觉言语康复训练的方法来改善听力。但是，对于那些耳蜗神经受损甚至神经功能完全丧失的患者，由于缺乏完整的蜗神经功能而无法通过电子耳蜗来改善其听力，听性脑干植入（ABI）即为这些缺乏完整蜗神经功能的患者所设计。

听性脑干植入，即将电极植入脑干蜗核后，通过体外接收器将声音信号转换成电信号刺激蜗神经从而形成听觉通路。

ABI 适用于肿瘤、外伤或手术导致的听神经损伤患者。蜗神经萎缩、听神经变性等听神经疾病患者，以及耳蜗严重畸形和严重骨化、耳蜗缺失等耳蜗畸形疾病患者，植入人工耳蜗是无效的。

ABI 亦分为体外和体内两部分，植入部分由电极、线缆、接收器及刺激器组成，体外部分则包括送话器线圈、拾音器（电声转换器）、言语处理器及连接导线。首先，通过 ABI 手术将电极植入患者的脑干蜗核，在植入手术后 4 ~ 8 周，开始激活 ABI 装置。接受 ABI 的患者的听觉改善是一个相对缓慢的过程，需经过一段时间的言语训练来逐渐刺激蜗神经，恢复其听力。一些患者的声音感受，包括开放性言语的识别能力的改善可能需要持续若干年，甚至有患者在 ABI 手术 8 年后其听觉行为仍可继续得到改善。所以，在患者植入电极的第一年，需要每 3 个月随访 1 次，此后每年随访 1 次，定期评价患者对各个刺激电极的反应，对声处理器内程序进行适当的调制。

ABI 能安全、有效地为多数因听神经瘤切除而失去完整的听神经功能的神经纤维瘤病 2 型患者提供可用听觉，使之能感知环境声音，增加言语识别能力，改善其交流能力。多数患者在使用 ABI 装置后其唇读能力提高。一些患者单纯依靠 ABI（无须借助唇读）即可与他人进行交谈。

发达国家已采用 ABI 技术应用于临床治疗 30 余年，并取得良好的效果。但是，受制于产品市场准入、治疗费用及手术风险等因素，ABI 的应用在我国内地临床上开展较晚。

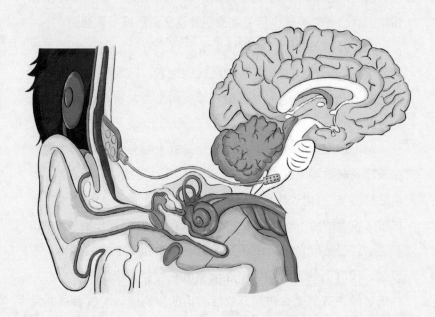

第六篇

# 头晕眩晕篇

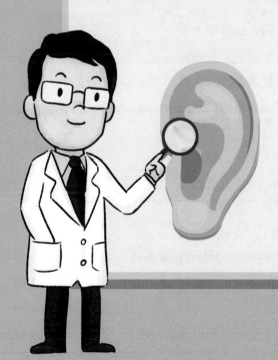

# 51 躺在床上翻个身就头晕，是怎么回事？

李阿姨晚上睡觉，一躺到床上，突然出现天旋地转，恶心呕吐，过了一小会儿没事了，一翻身眼前又出现旋转，好像要从床上掉下来，症状持续不到 1 分钟，就又缓解了。李阿姨怀疑自己脑子要出大毛病了，急匆匆赶到医院，医生仔细询问了李阿姨的发病情况，对她进行了检查，告诉李阿姨这是"耳石症"，通过手法复位就可以治愈。

耳石症是什么病？是耳屎太多了吗？耳石可不等于耳屎，耳石症的临床名称是"良性阵发性位置性眩晕"。这个病多为就寝时出现短暂的旋转感，时间很短，通常持续数秒钟，很少超过 1 分钟，通常会出现恶心，无耳鸣、耳闷及听力下降，此发病会持续数周或数月。发病年龄多在 40 岁以上，女性多于男

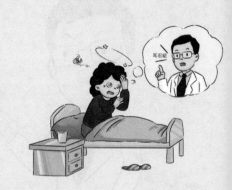

性。可继发于头部外伤或颅内血管供血障碍引起。

那耳石从哪里来的呢？又为什么会引起反复眩晕呢？通俗来讲，耳朵分为外耳、中耳和内耳。在内耳里有个充满液体的膜性管网结构，这一膜性结构内侧表面还有一些像浮漂一样的

结构，被称为椭圆囊斑和球囊斑。其表面黏附着一层钙沉积物，它们共同构成了前庭系统，帮助人们来感知身体的位置，保持平衡。当钙沉积物脱落到膜性的管网系统里，随着头部在重力方向上运动，就会引起短暂性眩晕。

出现了这种眩晕，应及时到耳鼻喉科或神经内科就诊，在医生排除了其他疾病后，通过位置试验观察到的特征性的眼球运动，便可诊断为耳石症。

那么，在医院通过什么检查来确诊耳石症呢？位置试验包括 Dix–Hallpike、Roll–Test 来区分前后半规管和水平半规管耳石症。听力学检查一般无异常；CT 和 MRI 不作为常规检查。

耳石症是自限性疾病，半个月左右可以自愈，治疗方法就是耳石复位。通过判断不同类型的耳石症选用不同的徒手复位方法，大部分都可以治愈。

李阿姨通过急诊医生的位置试验检查，被判断为后半规管耳石症，经过手法复位后已经不再眩晕了，但还

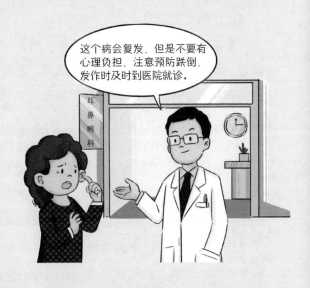

是会有昏昏沉沉的感觉。医生开了些可以改善内耳循环的药物让李阿姨回家口服，并叮嘱她："这个病会复发，但是不要有心理负担，注意预防跌倒，发作时及时到医院就诊。"

## 52 感冒后剧烈头晕 1 周是怎么回事?

李老师今年 51 岁,平时身体很健康,多年都没有去过医院了,2 天前突然出现头晕,躺在床上看天花板都在转圈,还恶心、呕吐。他走路不稳,需要有人搀扶着,原想着睡一觉就没事了,结果 1 天过去了,症状丝毫没有减轻,可把家人吓坏了,赶紧把李老师送到医院。

经过在医院几个科室辗转就诊,李老师来到了耳鼻喉科。

接诊的医生详细地询问了病史。

李老师回忆说:前一段时间有过感冒,没有劳累、剧烈运动过,就和平常一样。突然就持续眩晕,走不了路。听力也正常,也没有耳鸣、耳闷。讲话也不大舌头,也不头痛,吃饭时吞咽的挺好。以前也没有高血压、糖尿病,从来不吸烟。

听完李老师的诉说,医生开始对他做体格检查,先看看李老师的眼球运动,又让李老师甩了甩头,最后让李老师站起来,观察往哪一边倾倒。检查完了以后,看了看在神经内科刚做的 MRI 报告,告诉李老师再去做个眼震电图和听力检查。检查结果很快出来了,他这个头晕病排除了小脑出血或梗死,也不是脑干梗死。诊断为前庭神经炎,就是管人体平衡的第Ⅷ对颅神经中的一部分神经受到病毒感染造成的。

目前这个病正处于急性期,需要住院治疗一段时间。治疗用药主要是给予皮质类固醇,就是我们经常说的激素,并且辅助抗病毒药物。早期对症给予一些止吐、止晕药来缓解症状。同时还需要及早进行前庭康复训练。

　　1周后，李老师出院了，虽然还有步态不稳感，但是医生已经对其详细嘱咐过，这种头晕会持续数周或数月，需要每天进行前庭康复训练，就可以逐渐恢复健康。

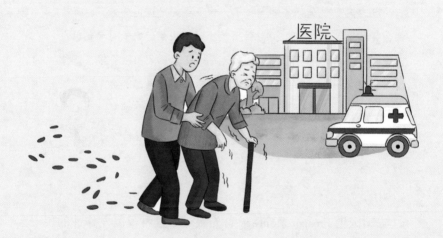

## 53 发作性头晕、耳闷、听力下降是怎么回事?

王婆婆的头晕病有些年头了,这 1 年又发作得频繁了,每次都会突然晕起来,持续 20 分钟至数小时。头晕起来觉得天花板也在旋转,头晕之前有耳鸣,像夏天的蝉鸣。耳朵闷胀得很,好像被棉花堵住一样。不头晕的时候,耳鸣和耳闷胀感都会改善,但是听力渐渐下降了。每次到医院经过打点滴就会好转,医生诊断王婆婆是患了梅尼埃病。

**梅尼埃病是什么病呢?**

法国医生 Prosper Ménière 首先报道了这种反复发作性的疾病,后来就用他的名字来命名这种疾病。

病因就是内耳有积水,造成了平衡和听力的问题。但目前不确定积水潴留的原因,可能与解剖、免疫、遗传、血管等因素有关。

症状首先就是眩晕,常常突然发作,觉得房间在旋转,持续时间在 20 分钟以上。其次就是耳鸣和耳胀满感,伴随眩晕发作和消失。最后,就是最初发生眩晕时,会发生波动性听力下降。听力下降逐渐发展为永久性听力丧失通常需要 8 ～ 10 年。

**医生会通过什么方法来诊断呢?**

医生了解患者病史和进行体格检查后,根据需要做平衡功能检查、听力检测、耳蜗电图、核磁共振判断听力损失程度和内耳积水程度。

**怎么治疗该病呢?**

①选用治疗头晕和止吐的药物可减轻症状。②利尿剂可以减轻内耳的积水。③耳内注射糖皮质激素。④前庭康复锻炼。⑤药物保守治疗半年无效的话,可以考虑手术,但是手术可能会加重听力损失。

**怎样减少症状的反复发作?**

患者平时饮食限盐,减少食用含谷氨酸钠(味精、鸡精)的食物,少喝含有咖啡因的饮品,减少尼古丁、酒精的摄入。

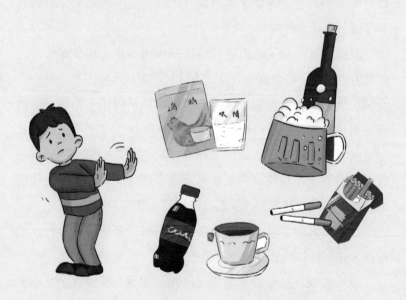

## 54 长期头晕有哪些原因?

老李今年 68 岁了,因为头晕 3 个多月住进了医院,走起路来有不平衡感,也不能具体描述头晕的其他表现,这该考虑哪些疾病呢?

这种症状多为慢性头晕,慢性头晕在老年人中多见,多被描述为不平衡感,评估非常困难,往往是由多种因素导致的,要考虑到全身多种疾病。

但医生首先会了解患者神经系统疾病和步态相关症状,比如脑血管疾病、帕金森综合征、小脑共济失调或周围神经疾病。颅脑疾病常常会出现构音障碍,讲话不清,肢体不协调。这就需要患者配合医生进行神经系统查体来确诊。同时颅脑 MRI 和 CT 的影像学检查也可以辅助诊断。还有一些患者,基础疾病较多,很多药物的副作用或者突然撤药也会表现为头晕,医生会仔细询问患者的用药情况,尤其是抗抑郁药和抗胆碱能药。

在老年人中,视力障碍会加重行走时的不稳感。另外,低血糖发作、体位性低血压也是原因之一。

慢性主观性头晕的患者也占了很大比重,持续 3 个月以上感到非旋转性头晕,患者描述症状模糊,包括头晕、头重脚轻感、经常感觉不稳,但他人感觉不明显,这类患者大多既往有耳科疾病(前庭神经元炎、良性阵发性位置性眩晕)或神经系统疾病（偏头痛、脑外伤后综合征）。在这些患者中，精神疾病在维持症状和功能障碍上起到关键作用，病史中没有明确导致头晕的治疗或药物。体格检查没有耳科和神经系统疾病。颅脑神经影像学检查及其他部位影像学检查都是正常的。前庭平衡功能检查结果大多正常或轻度异常，但不足以作出诊断。

在神经耳科疾病中，双侧前庭病的患者，由于双侧前庭功能的减退，尤其是在行走时会出现头晕的症状，安静时就会改善。

## 55 听到强声刺激就头晕，是怎么回事？

王师傅，45 岁，半年前突然出现眩晕，左耳听力下降，在当地医院按照"突发性耳聋"输液治疗半月无效，仍反复出现发作性眩晕，严重影响生活，辗转多家医院，就是无法明确诊断。此次到医院就诊，王师傅说：一听到强声刺激，比如汽车喇叭声，或者使劲擤鼻涕时就会出现眩晕，每次眩晕时间不等，能持续数小时。医生对其进行检查，让其捏鼻鼓气时出现垂直旋转的眼震；进行听力检查时左耳低频听力传导性下降，前庭功能检查未发现异常；高分辨率颞骨 CT 见左侧上半规管近颅中窝处有骨质不连续。

医生明确了诊断：这个病就是上半规管裂综合征。

**上半规管裂综合征的临床主要表现**

其临床主要表现为低频听力的传导性聋。患者有时会伴有骨导听敏度异常增高的表现，如能听见自己的心跳和关节运动的声音；强声刺激诱发的眩晕是这个病的特征性表现；增加耳道内压力或增加颅内压的情况也会诱发眩晕。患者偶尔会有上呼吸道感染后或咳嗽后出现眩晕的主诉，眩晕发生时多可以发现与受累上半规管平面一致的垂直或旋转眼震。

**上半规管裂综合征怎么治疗呢?**

治疗方法根据患者的具体情况决定。如果仅仅是强声诱发,可以耳道内佩戴防噪耳塞,避免诱发即可改善症状;如果严重影响生活可以考虑手术做半规管裂修补术,但手术可能导致听力下降。

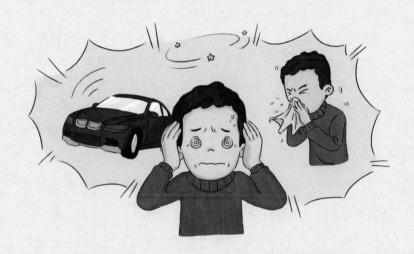

# 56 看电视、电脑、手机会头晕吗?

小张是一名大二的女生,新冠肺炎疫情严重时一直在家待着,白天上一天网课,晚上玩手机,这样的生活习惯持续了 2~3 个月,便出现了头晕、耳闷、恶心的症状。到医院,医生给了治头晕的药,吃后会改善一些,但还是不能治愈,就又到医院来检查,看看到底是怎么回事。

医生仔细问了病情,当了解到小张每天看电子产品的时间连续超过 8 个小时后,感叹说,这就是病因了。

首先,人长时间盯着电子屏幕,蓝光刺激会使视网膜的感光功能失调,引起视觉障碍,造成自主神经功能紊乱。其次,人长时间看电子产品使颈部处于过伸或过曲的固定状态,大脑过度疲劳,处于缺血缺氧状态会引起头晕。最后,对于本身就有偏头痛病史的患者,前庭中枢本身就比普通人敏感,尤其电子产品的声、光刺激就会诱发前庭性偏头痛。

具体对于小张的病症,主要就是避免不规律的生活作息,看电子产品不要连续超过 45 分钟,再配合一些药物治疗就可以避免头晕频繁发作。

# 57 儿童经常头晕，是怎么回事？

8岁的小明，半个月以来，每天会不定时出现头晕，有时数分钟，有时候持续1~2小时，出现视物旋转，伴随恶心，睡觉后好转，无头痛，每天连续玩手机的时间超过1小时，既往有晕车史，母亲有偏头痛病史。他已经1周无法上学了，妈妈带着他去医院做了核磁共振和脑电图，也没有发现异常表现，难不成是小明偷懒不想上学吗？

这究竟是什么情况呢？经过耳科的听力检查和前庭功能检查，医生初步诊断为小明患了儿童良性阵发性眩晕（BPVC）。

儿童眩晕症状可在各个年龄阶段出现，且每个年龄阶段引起的主要原因不同。学龄前期以良性阵发性眩晕最多见，其次是前庭性偏头痛。儿童良性阵发性眩晕的年龄分布多为4~11岁，中位年龄6.8岁，是儿童眩晕中最常见的疾病。主要表现为突然发作的眩晕，持续几分钟，部分会持续几个小时甚至数天，包括共济失调、苍白、出汗、呕吐和眼球震颤，无意识障碍。6岁以下儿童，呈周期性发作，从一周几次到一年一次不等，通常在几个月后或几年之后就会自然停止。该病与偏头痛密切相关，国际头痛协会把该病定义为周期性偏头痛发作的先兆。

儿童多不能清楚地表述其头晕或眩晕等前庭症状，家长通常忽略一些儿童眩晕的表现，而认为是不愿意配合或调皮等故意为之。医生常常难以通过病史及查体做出正确的诊断，就需要辅助检查排除相关疾病。其中最重要的就是前庭功能检查，脑电图有助于排除儿童伴眩晕的癫痫，头颅核磁共振排除中枢性眩晕的诊断。

通过一系列的检查，确诊了该病，那么首选治疗方法：①非药物治疗；②一般处理措施就是观察、对症（如恶心和呕吐）治疗和前庭康复训练；③健康宣教：多锻炼、及时补水、行为引导、睡眠卫生、平衡饮食、避免长时间玩电子产品而诱发疾病等。

# 58 中耳炎会引起头晕吗？

60岁的李阿姨，左耳流脓1个月，头晕2周，在她家附近的诊所治疗了1周，未见减轻，就去了耳鼻喉科就诊，被医生诊断为中耳炎，便安排住院。李阿姨觉得："这耳朵流脓又不是大毛病，还需要住院吗？医生就会夸大其词，故意小病大治。"那么，真的是像李阿姨认为的那样吗？

中耳炎是会引起头晕的，其真正的原因就是慢性化脓性中耳炎的患者因其病情迁延不愈、症状反复发作，细菌和毒素就会通过自然通道或后天缺损，进入内耳，造成内耳的感染，也就是迷路炎，患者出现眩晕、感音神经性听力损失等临床症状。

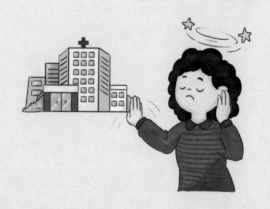

**对迷路炎有什么针对性检查吗?**

通过了解患者的病史、症状和进行体格检查,医生大多会判断出患者是否有迷路炎,影像学颞骨 CT 检查可提示半规管有缺损,或者正常。

**中耳炎如何治疗呢?**

随着抗生素的广泛使用,中耳炎的颅内外并发症目前已经少见了,临床上仍然有很多慢性中耳炎迁延不愈,这部分患者在排除其他眩晕疾病后,通过应用口服抗生素、耳浴治疗、对症治晕药物应用,大部分眩晕可以缓解。对于伴有半规管破坏的患者,通过手术清理病灶,封堵半规管瘘口,就可以治愈头晕了。

# 59 卵圆孔未闭会引起头痛、头晕吗?

小林是位中学老师，平时工作很繁忙，但并没有感到很疲劳，可最近这一年，偏头痛反复发作，每次发作时头像炸裂一样，每个月发作 4 ~ 5 次，都伴随恶心、呕吐，有时候还伴随头晕、步态不稳感，就诊了多家医院，最后还是心血管内科医师告诉她，这个偏头痛可能与卵圆孔未闭有关。小林一脸蒙，卵圆孔是什么孔啊? 长在哪里? 为什么会和偏头痛有关系?

卵圆孔是左、右心房的先天通道，一般在出生后会很快闭合，但将近 30% 的人可能终生卵圆孔不闭合，其中，女性多于男性，一般没有临床症状。

偏头痛是一种难以完全治愈的神经系统疾病，全球患病率为 10% ~ 13%。目前国际上将偏头痛分为六大类，包括有先兆偏头痛、无先兆偏头痛、慢性偏头痛、偏头痛并发症、很可能的偏头痛及可能与偏头痛相关的周期性综合征。无先兆偏头痛是最常见的偏头痛类型，是具有特征性头痛特点和相关症状 ( 如恶心、呕吐、畏光、畏声 ) 的临床综合征; 有先兆偏头痛主要以头痛发生前出现短暂并可逆的局灶性神经症状为主要表现，如视物出现闪光、偏身感觉障碍、肢体无力等。有先兆偏头痛和无先兆偏头痛为偏头痛的两大主要类型。

那么，这两者之间又有什么联系呢?

　　临床上发现，卵圆孔未闭患者发生偏头痛风险较健康人成倍数增高，因此卵圆孔未闭和偏头痛的相关性引起了日益广泛的关注。卵圆孔未闭的直接后果是存在潜在体循环和肺循环的交通，正常情况下微小物质会通过肺循环被过滤。这些微小物质可以是栓子，也可以是其他血管活性物质，当存在卵圆孔未闭时这些微小物质会绕过肺循环直接进入体循环，从而作用于脑循环，成为偏头痛的触发因素。

　　卵圆孔未闭主要通过超声诊断，目前临床所用超声检查主要是对比增强经颅多普勒超声声学造影（cTCD）。cTCD 是一种高度敏感的检查方法，是目前筛选卵圆孔未闭的首选方法。

　　具体到小林的疾病，可以行卵圆孔未闭封堵术，并结合药物和生活方式干预措施预防偏头痛发作。

# 60 为什么有些人开车时不晕车而坐车时晕车?

　　大约有 1/3 的人在坐车、坐船或坐飞机时，会出现头晕、恶心、呕吐等不适症状，这在临床上被称为晕动病。坐在车中时，人的眼睛告诉大脑，相对车而言人是静止不动的，但内耳前庭平衡器感受了空间的变化，它会感受到不同方向上的运动，当它向大脑发出不同信号时，大脑就会出现误判，从而发生这种晕车的情况。如果行车中过度颠簸，航行时船体的剧烈起伏，飞机飞行中气流的强烈冲击都可能引起平衡功能失调，当超过人体所能忍受的限度时，通过神经系统的反射作用就会造成人剧烈的恶心、呕吐、面色苍白、无力等不适症状。

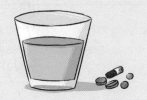

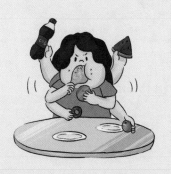

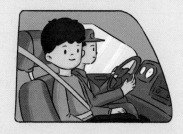

那么，坐车晕车者为何自己开车就不晕车了呢？这是由于高级中枢的抑制作用。前庭神经系统属于低级中枢，受大脑皮层高级中枢影响。当晕车的人开车时，精神处于高度紧张或高度集中状态，大脑皮层高级中枢高度兴奋对前庭系统产生了抑制作用，自然就不会晕车了。

怎样防治晕车呢？

（1）常晕车者可在医生指导下于开车前半小时服用防晕车药。

（2）乘车前不宜进食过饱或大量饮水。

（3）乘车时应坐在车的前部，眼睛向车外看，车的前部相对车尾部更加平稳。

（4）指掐内关穴。当发生晕车时，可用大拇指掐内关穴，有一定的缓解作用。

内关

正坐仰掌，离手腕第一横纹上2寸的两条筋之间的凹陷处

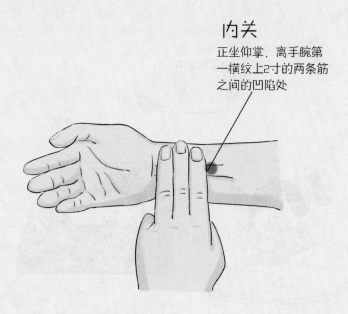

# 61 坐船登陆后为什么出现持续性头晕?

　　小王乘坐游轮1周外出旅游，本来是一件很开心的事，却没有想到，一下船，他就感觉大地在摇摆和晃动，感觉走的路不平，本以为是太劳累的原因，休息一下就会好，但没想到晃动感持续了快1周，赶紧来医院看看是怎么回事。耳鼻喉科的医生详细问了情况，并做了检查。

　　原来，小王的这种情况叫作登陆综合征，有一部分人在被动运动后会有失衡感，坐船是最常见的诱因，这种晕不是眩晕，大部分存在失衡和摇晃感，大多没有恶心、呕吐，短时出现这些症状，或者1～2天也是正常的。女性多见，大多有晕动病史，

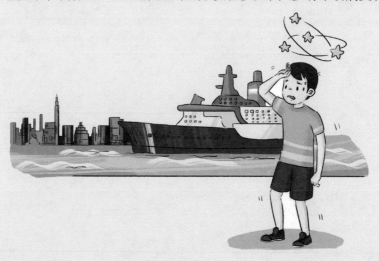

目前发病机制仍不清楚，前庭功能检查是正常的。

### 登陆综合征的治疗

由于患者的症状持续时间很短，一般不需要治疗，可自愈。若症状长时间未缓解，可前往医院进一步诊治。预防措施包括：乘船者在航行前和航行中遵医嘱服用对症药物，建议乘船者只有在海平面平静和地平线清晰时才在甲板上行走。

## 62 头痛和头晕有关系吗?

半年来，李阿姨老是头晕，有时候是旋转感，有时候感觉晃动、倾斜。偶尔摇头、点头，眩晕就会加重。每次眩晕持续发作数分钟到数天，休息不好或劳累后就会发作，有时候先出现头痛，后出现头晕，自己吃了一堆药，也不见减轻。到底是什么病？反复发作这么久呢？

通过询问病史，医生发现：李阿姨今年 51 岁，处于更年期，夜间休息不好，多梦早醒，半年内这个病犯了 3 次，不是每次眩晕发作都伴随头痛，但有时候会伴有轻微耳鸣、耳闷胀感。年轻的时候经常有偏头痛病，发作时出现半侧头部搏动性头痛，常会感觉恶心，畏光畏声，睡一觉大多会缓解。严重时吃去痛片。有晕车史。家里母亲和姐姐有偏头痛病史，平时没有高血压、冠心病及糖尿病。

李阿姨的检查结果：核磁共振排除颅内梗死及出血灶，头脉冲试验评估未发现异常，脑干诱发电位和冷热试验结果均未见异常。

这种奇怪的病到底是什么呢？

医生告诉李阿姨："您得的这个病是前庭性偏头痛，没有特异性查体发现或诊断性检查。是排除了其他疾病后根据病史和症状做出的临床诊断。"

对于前庭性偏头痛的治疗，大多使用已确定的偏头痛和眩晕的治疗方法。

急性发作期可前往医院进行对症治疗，尽快地缓解头晕、头痛症状。

**前庭性偏头痛常见的诱发因素**

（1）内分泌因素：月经来潮、排卵、口服避孕药、激素替代治疗。

（2）心理因素：压力、压力解除后（周末或假期头痛）、焦虑、烦恼、抑郁。

（3）自然／环境因素：强光、闪烁等视觉刺激及气味、天气变化、高海拔。

（4）睡眠相关因素：睡眠不足、睡眠多。

（5）药物因素：血管扩张作用的药物。

（6）饮食因素：避免进食酒精（尤其是红酒或啤酒）、咖啡、茶、冰激凌、腌制食物、烟熏或罐装肉、奶酪、乳制品、巧克力、坚果类食物。

（7）其他因素：头部创伤、强体力活动、疲劳等。

**建议生活及饮食习惯的改变**

（1）减轻压力：①坚持有氧运动，如慢跑，每周 3～4 次，保持心率在 100 次／分以上并至少维持 20 分钟；②规律饮食，坚持吃早餐，避免低血糖；③保持有规律的睡眠，建议夜晚 10 点入睡。

（2）控制情绪，避免焦虑，戒烟戒酒。

（3）避免食用可诱发疾病的食物，记录饮食日记：记录头晕的发作时间及发作前 24 小时食用的食物，以后尽量避免食用。

# 第七篇

## 耳鸣篇

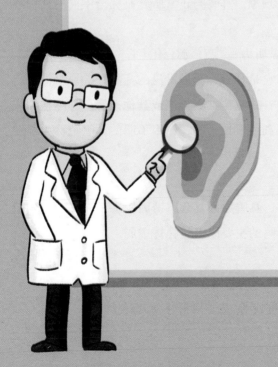

# 63 耳鸣的原因有哪些?

耳鸣是一种很常见的临床症状，国内外流行病学调查数据显示，普通人群中 15% ~ 20% 的人有耳鸣，换句话说，在中国约有耳鸣者 2 亿多人。因耳鸣就诊者高达 6500 万人，全世界的耳鸣者有十几亿人。其中约 20% 的人由于耳鸣严重影响了生活质量而就诊，这一类就诊者为耳鸣患者。

**什么是耳鸣呢?**

耳鸣是指在无外界声源或外界刺激的情况下，主观上感觉耳内或颅内的声音现象。耳鸣与正常听觉是完全不同的两种现象。

简单来说，正常听力是"有声源，有声音"，而耳鸣则是"无声源，有声音"。它是耳科临床最常见的症状之一。常被耳鸣患者描述为电铃声、蝉鸣声、嘶嘶声或其他杂音。耳鸣在临床上分为原发性耳鸣和继发性耳鸣，原因不明的耳鸣统称为继发性耳鸣。

**耳鸣的原因**

从西医角度讲，耳鸣原因复杂，诱因较多。而从中医上讲，耳鸣的主要原因是脾胃虚弱，肝火上扰。

我们常见引起耳鸣的原因有：①因生活、工作、学习压力导致的过度疲劳；②心情不好，心态欠佳，

经常耳鸣就是肾虚吗?

遇事喜欢抱怨却不反省自己，患得患失；③睡眠质量或睡眠习惯不好，如熬夜导致睡眠不足；④不良的饮食习惯，如喜欢吃肥甘油腻或生冷寒凉的食物，饮食没有节制；⑤夏天喜欢吹空调，不注意保暖；⑥剧烈运动导致大汗淋漓等。

总之，耳鸣与长期的不良生活方式、脾胃虚弱、压力大、便秘、脂肪肝、睡眠障碍等息息相关。同时，耳鸣的发生发展与微量元素有着密切的联系，其中尤以锌、铁、镁、铜、碘最具有代表性，并且微量元素的含量与耳鸣严重程度具有一定的相关性。

还可能导致耳鸣的因素如偏头痛、激素水平低、情绪障碍症、年龄增大等。

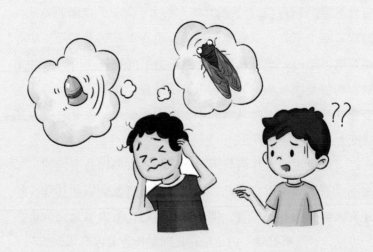

# 64 十鸣九聋，久鸣必聋?

"十鸣九聋，久鸣必聋"的说法对吗? 答案是否定的。这一说法流传很广，使得耳鸣患者以为耳鸣久了必然会耳聋，以致产生心理上莫名的恐慌和压力，彻夜不眠，甚至焦虑不安，从而加重耳鸣。

耳鸣和耳聋是两个不同的症状，虽有关联，但没有因果关系，这是基于国内外学者和团队通过大量病例调查研究和大数据得来的结果。研究发现，仅有部分的耳鸣患者的耳朵有不同程度的听力下降，而且这部分人的耳鸣与听力下降只是伴随的关系。有时双耳听力下降，只有单侧耳鸣; 也有单耳听力下降，却有双侧耳鸣。超过一半耳鸣患者与其听力下降在发生时间上并无关联。即使是同一侧的耳鸣与听力下降，经历一段时间后二者的变化并不同步，有时耳鸣减小，听力无变化; 也有时听力变好或变差了，但耳鸣不变。

以上现象说明，耳鸣与听力下降的各自原因是不同的，二者之间没有因果关系，因此，不能说有耳鸣就会引起耳聋。此外还有大部分的耳鸣患者，即便多年耳鸣，听力也是完全正常的! 可见，"久鸣必聋"的说法是民间误传，是没有依据的。

# 65 睡眠障碍者更容易发生耳鸣吗?

睡眠障碍者更容易发生耳鸣吗? 答案是肯定的。"日出而作,日落而息"本是正常的生活方式,但时至今日,能够遵守的人太少了。《2018 中国睡眠指数报告》显示:中国成年人失眠发生率高达 38.2%,也就是说每 5 个人里面就有 2 个经常失眠。还有一个最新公布的数据显示,我国有超过 3 亿人存在睡眠障碍,超过 3/4 的人晚上 11 点以后入睡,近 1/3 的人凌晨 1 点以后入睡。

睡眠障碍主要表现有三:一是失眠,二是熬夜,三是睡眠呼吸暂停综合征(OSAHS)。而引起睡眠障碍的原因又有许多,如和压力、情感、心理有关,即"心不宁,则卧无眠";和饮食习惯及不良的生活方式有关,如睡前玩游戏、看视频等。所以说,良好的睡眠是健康的基石,好好睡眠是治愈一切的"良药"。同时睡眠障碍也是许多疾病的"元凶"。睡眠障碍是慢性耳鸣发病的重要因素。

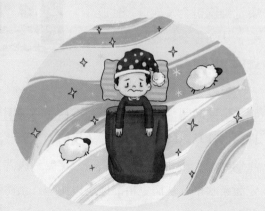

# 66 处于更年期的人为什么更容易发生耳鸣?

处于更年期的人,其激素水平在身体中不稳和波动,会引起 5- 羟色胺及去甲肾上腺素含量的改变,从而导致听觉系统、前庭系统的异常表现,进而引起耳鸣、耳聋或头晕。

另外,更年期这一年龄阶段是耳鸣发病率最高的年龄段,特别是在 50 ~ 59 岁这个年龄阶段。随着年龄的增大,人的内耳结构会发生很多变化。有研究表明,听觉基底膜随着年龄的增长而增厚,柔软度变差,毛细胞及其他听觉细胞也会发生退行性改变,从而也会导致耳鸣、耳聋的发生。

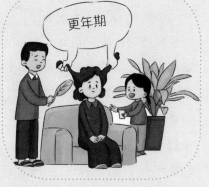

另外,更年期可出现睡眠、情绪问题,而睡眠障碍和不良的心理情绪是许多慢性耳鸣的"元凶"。故我们一定要关注更年期问题,遇到更年期耳鸣,一定要到医院去测定激素水平,从而更精准地予以调理,预防和控制耳鸣的发生。

更年期女性更易耳鸣吗?

**焦虑和抑郁会引起耳鸣吗?**

常言道"情绪是心魔",不良的情绪会影响人体健康,长期的精神心理障碍会导致焦虑,更严重者可以引起抑郁。调查表明,约 42% 的耳鸣患者在心情愉悦时感到耳鸣程度明显减轻,58% 的患者在心情愉悦时耳鸣无明显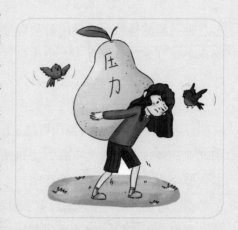变化。所以说,轻松、愉快等良好的情绪和心理状态有利于耳鸣的缓解。相反,调查中,有 30% 的耳鸣患者在悲伤时耳鸣加重,67% 则无明显变化;而抑郁患者中有 57% 自觉耳鸣加重,42% 无明显影响。所以,悲伤、焦虑等情绪的不良改变可以对耳鸣产生不利的影响。另外,愤怒、烦躁都很可能导致耳鸣程度加重。

因此,不良的情绪状态,特别是焦虑和抑郁与耳鸣的发病密不可分。同样可以共病。同时耳鸣也是焦虑、抑郁的躯体化表现。总之,良好的情绪和心理状态可以减轻耳鸣,不良的情绪和心理状态则可加重耳鸣。在耳鸣的诊治过程中,方法因人而异,进行个性化治疗,加以认知行为以及正念疏导,使不良的心理状态转变,以达到减轻耳鸣的目的。

# 68 耳朵听到和脉搏跳动一样的搏动声是怎么回事?

听到和脉搏跳动一样的搏动声是怎么回事呢? 这种耳鸣在临床上被称为搏动性耳鸣,也称血管性耳鸣,属于客观性耳鸣的一种。通常是由头颈部器官、心血管或其他结构产生异常声音,通过骨结构、血管或血流传送到内耳,使患者感受到声响。常见的原因有两种,第一种原因可能是血管的内外结构发生变化,引起血流经过产生过大声音,比如外伤引起的动、静脉瘘及血管内斑块形成后造成的血管狭窄。第二种原因可能是耳朵本身的敏感度增强,听到了之前没有达到耳朵听阈的血管声音。

根据病因不同,搏动性耳鸣又分为血管性搏动性耳鸣和非血管性搏动性耳鸣。临床上血管性搏动性耳鸣占绝大多数,它的节律大多与心跳一致。根据血管类型不同,血管性搏动性耳鸣又分为静脉性和动脉性。血管性耳鸣需要查找可能的病因进行对因治疗。在查找病因的过程中辅助音乐转移耳鸣对患者的困扰,降低血液黏稠度,从而降低血液流体摩擦力是比较好的选择。另外,还需要知道在什么情况下耳朵里面听到脉搏跳动的声音,如平卧时耳朵压在枕头上听到与脉搏相一致的声音,这是正常现象。这是由于耳朵压在枕头上压迫到颞浅动脉,导致局部动脉压增高,在夜深人静时更容易听到。如果长期听到脉搏跳动的声音,建议做头颅的 CTA 或者核磁共振等检查排除血管性的病变引起的搏动性耳鸣。

# 69 耳朵听到"咔嗒，咔嗒"的声音是怎么回事？

耳朵听到"咔嗒，咔嗒"的声音，临床上主要有以下几种情况。

第一种情况，患者是分泌性中耳炎，存在鼓室积液、鼓室负压、鼓膜内陷等情况，当患者吞咽或者说话的时候，由于咽鼓管功能不良，可能导致鼓室积液碰撞鼓膜诱发患者出现耳膜"咔嗒，咔嗒"的声音。

第二种情况，个别患者有外耳道内耵聍或者耳道内异物，当患者张口或说话的时候，由于关节的牵拉、肌肉的活动，导致耵聍与耳道、鼓膜出现碰撞，从而出现"咔嗒，咔嗒"的声音。将耵聍或异物取出之后，这种声音立刻就没有了，也就证实了声音产生的原因。

第三种情况，有咽鼓管异常开放症者，当说话或吞咽的时候，出现与呼吸共同频率的一种声音，常伴有自听过响，与心跳节律无关。

另外，还有中耳肌阵挛引起的"咔嗒"声，是由于腭肌、鼓膜张肌和镫骨肌阵挛性收缩引起的，耳镜检查可见鼓膜规律震颤或通过张口等动作使耳鸣消失。导致肌阵挛的原因很多，如咽鼓管功能不良、颞下颌关节紊乱、中耳炎症、外伤等。

# 70 饮食不当会引起耳鸣吗？

中医认为脾胃为后天之本，气血生化之源，主升清降浊，濡养清窍。如果脾胃虚弱，气血匮乏，则气血无以上注头面以养清窍，从而身体才以"耳鸣"这种声音的方式向人报警。不良的饮食习惯和不健康的饮食结构可以导致人体脾胃的虚弱，从而引起耳鸣的发生。比如，爱吃肥甘油腻和生冷寒凉的食物，爱吃容易引起人体过敏的食物，如芒果、牛奶、巧克力、酒精、咖啡等。

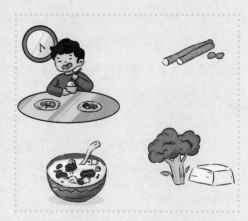

我们应尽量多吃绿色蔬菜、豆腐、米面等，也可以辅助吃一些含锌、铁、镁、铜较多的食物。另外，多吃山药或山药制品，喝陈皮茶或煮陈皮粥，还可以平时喝调理脾胃的粥，如用莲子、山药、薏米、芡实等熬的粥。晚餐别吃太晚，别吃太丰盛，以及别吃得太饱等。保持脾胃运行正常，避免产湿而加重脾胃负担，这样才能预防耳鸣的发生。

吃什么容易
引起耳鸣？

# 第八篇

## 周围性面瘫篇

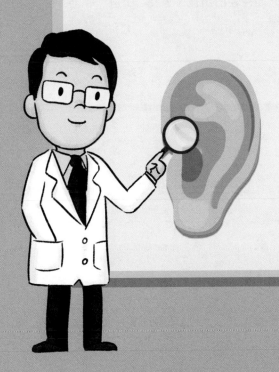

# 71 面瘫的原因有哪些?

　　面瘫是面部表情肌的运动出现了障碍。面部表情肌包括额肌、眼轮匝肌、口轮匝肌、颊肌等,这些肌肉是受面神经支配的,面瘫一般是面神经麻痹的结果。患者主要表现为患侧面部口眼㖞斜,额纹消失,不能皱额蹙眉,眼裂不能闭合或者闭合不全,鼻唇沟平浅或者消失,口角下垂并向对侧歪斜,不能吹口哨或鼓腮,不能发"波""坡"等爆破音,饮水容易沿着口角外流等。

　　颅内、耳部及颈面部的各种疾病(如肿瘤、外伤、感染、中毒等),如果引起面神经的出血、水肿、压迫、牵拉、断裂等,均可出现面神经麻痹引起面瘫。

## 耳部疾病会引起面瘫吗？

　　耳部疾病会引起面瘫，这和面神经的解剖密切相关。面神经的行程按解剖分为8段，其中有3段位于颅内，有4段位于耳部，有1段位于面部。面神经从脑部发出后很快就进入耳部的骨管里，即面神经骨管，骨管是一个细小狭长的空间。面神经是人体在骨管内走行最长的神经，长达3厘米，也是最容易受损的神经之一。面神经与中耳、内耳解剖密切相关，当耳部出现疾病，如中耳炎、耳部肿瘤、耳外伤等，就很可能使走行于颞骨骨管内的面神经发生病变，面神经出现变形坏死，面瘫就发生了，所以面瘫和耳部的疾病是密切相关的。

# 73 面瘫后应该去哪个科室就诊?

一旦出现面瘫症状，应当立即就医。根据面神经的受损部位，将其分为中枢性面瘫和周围性面瘫。当颅内的中枢结构出现病变时，如脑梗死、脑出血等，往往引起中枢性面瘫，表现为眼睛上方的肌肉运动正常，通常只有口角歪斜，但闭眼、皱眉、额纹均正常，这应该就诊于神经内科。

面神经部分走行于耳部的颞骨内，大多数面瘫患者均有颞骨内病变，常见的病变有中耳胆脂瘤、中耳炎、侧颅底肿瘤、耳部外伤等。由耳部或者面颈部的病变引起的面瘫往往是周围性面瘫，表现为病灶同侧的额纹变浅或消失、闭眼不全、口角下垂等，对于这类面瘫应该就诊于耳鼻喉科或者口腔颌面外科。

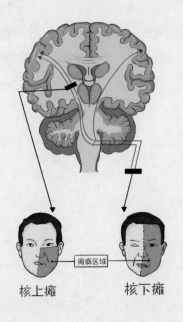

核上瘫　　　　核下瘫

对于面神经损伤低于90%的患者来说，大部分通过积极的药物治疗是可以恢复的。但如果患者的面神经损伤超过90%，说明面神经已经发生不可逆的变形，单纯的药物治疗效果不佳，对于这类患者应当行面神经减压术。

# "穿堂风"会引起面瘫吗？

"穿堂风"会引起面瘫。在炎热的夏季，我们身体的血管是舒张的，当吹风时，寒冷刺激会使身体体温下降，导致血管的收缩、痉挛，面神经就有可能因为局部缺血、缺氧而出现水肿，进而导致神经信号无法正常传导而出现面瘫，医学上我们称为贝尔氏面瘫。

所以在夏季我们不要过分贪图凉快，尤其避免耳周、后枕部及颈部受凉。贝尔氏面瘫病因尚不明确，可能和寒冷刺激、缺血、免疫反应异常、病毒感染等因素有关。临床表现除了口角歪斜、闭眼不全等典型的周围性面瘫症状外，发病前多有鼻塞、肌肉痛或咽痛等病毒感染的症状。影响贝尔氏面瘫预后的因素主要有病情的严重

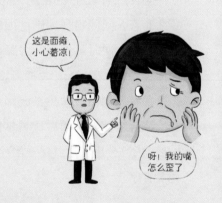

程度及治疗是否及时得当。约80%的病例可在3个月内恢复。轻症病例多在3周后即开始恢复，2个月内可痊愈。一般恢复开始于额部皱纹好转，其后是眼睑闭合，恢复过程是自上而下的。如在3个月内无任何恢复迹象，在面神经变性前，应从速进行面神经减压术。

睡觉吹风会导致面瘫吗？

# 75 什么是亨特综合征?

在日常生活中，我们难免会接触一些病毒，如疱疹病毒，它会由呼吸道黏膜、眼结膜侵入人体，可经血运，定植潜伏于脑、神经节（如面神经膝状神经节），在人体免疫力正常情况下，病毒被抑制。在人体过度劳累、处于暴晒的环境中或熬夜后身体的免疫力下降时，疱疹病毒会再次活化侵犯面神经，引起面神经炎，发生面瘫，这就是亨特综合征。

这种综合征主要表现为患侧耳部剧烈疼痛，耳郭及附近可见疱疹，同侧出现周围性面瘫。由于面神经与蜗神经、前庭神经毗邻，同时可伴有听力障碍和眩晕等症状。由于面神经膝状神经节处发出岩浅大神经，其支配泪腺的分泌，70% 以上的患者有患侧泪液减少甚至消失的症状，患者会出现干眼症。亨特综合征面瘫的预后比贝尔氏面瘫预后差，自愈的患者不及30%，大部分患者通过保守治疗都不能恢复原状，需要尽早进行手术治疗。

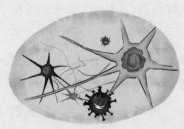
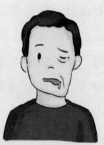

# 76 左眼真的能"跳财"吗?

反复的眼皮跳可能是"面部痉挛"等疾病的前兆,大家需要警惕。眼皮跳可分为生理性的和病理性的。

生理性眼皮跳大多出现在过度劳累、精神紧张、熬夜后,是比较轻微的,持续时间较短,跳动部位不确定,一般在休息后会自行恢复。

病理性眼皮跳持续时间长,跳动幅度大,眼皮跳时可能引起脸部一起抽动,甚至出现眼皮彻底闭合且睁眼困难,这可能是面肌痉挛,通常情况下仅限于一侧面部,故又称为半面痉挛。开始多起于眼轮匝肌,逐渐向面颊部发展,可因疲劳、紧张而加重,尤其在讲话或者微笑时明显,严重时可成痉挛状态。中年患者较多,发病与性别无关。其病因可能是颅内的血管或者肿瘤压迫面神经根部,导致面神经或者面神经核兴奋性增高不自主放电,引起面神经所支配的肌肉不自主地抽动。

其治疗方法主要有三种:①药物治疗,多用于初发的、痉挛症状比较轻的患者;②肉毒素注射治疗,多用于药物治疗无效又不符合手术治疗条件的患者;③手术治疗,包括微血管加压术、面神经垂直段梳理术、面神经减压术等。

左眼皮跳就是要进财吗?

# 77 反复发作性面瘫是怎么回事?

反复发作性面瘫可能有以下 4 方面的原因。

（1）贝尔氏面瘫的复发：文献报道复发率为 10% ～ 15%，可能的原因是部分贝尔氏面瘫与病毒感染有关，病毒可以长期潜伏在面神经的膝状神经节处，当人体受凉、免疫力降低后，可继发病毒的感染，从而引发面瘫。有学者指出贝尔氏面瘫患者出现反复发作与糖尿病、高血压、妊娠、遗传等因素有关联。

（2）梅 - 罗综合征：也称复发性唇面肿胀面瘫综合征，在复发性周围性面瘫中较为常见，有研究报道其在复发性面瘫患者中占 23.9%。临床表现以反复口面部肿胀、复发性周围性面瘫、沟纹舌为主征，称为三联征。此三联征可以同时出现或相继出现。这种病的面瘫也很有特点：反复多次发作，双侧交替性发作，首次发病常常在青少年期，终身均可能发病。目前的研究结果显示它可能是一种常染色体显性遗传病，也有可能与感染、免疫、过敏及食物不耐受有关。

（3）慢性中耳炎：中耳炎导致面瘫是慢性炎症侵袭面神经造成功能受损，在药物治疗和引流充分的情况下局部炎症好转，面神经功能得到暂时性恢复，炎症再次加重时面瘫症状复发。

（4）面神经肿瘤：面神经肿瘤反复面瘫考虑为肿瘤局限于神经束，面瘫症状主要是由于肿瘤压迫而非侵袭所造成的，局部压力减轻（肿瘤内部坏死或局部水肿消退）时面瘫症状出现好转，随着肿瘤生长，面瘫症状再次发作并呈进行性加重。

# 面瘫是脑中风的预兆吗？

　　面瘫是指一侧面部表情肌的瘫痪，可以分为两类，一类是周围性面瘫，也就是面神经受到影响以后引起的；另外一类是中枢性面瘫，也就是中枢神经系统受到损伤以后引起的面瘫。

　　中风，现在临床多数指的是脑血管疾病，比如脑梗死、脑出血等。中枢性面瘫可以作为中风的一个症状，比如脑梗死的患者同时可能合并有中枢性面瘫，一侧脸会出现肌肉的瘫痪，出现口眼㖞斜。周围性面瘫比如贝尔氏面瘫、亨特综合征等，这些病症仅仅影响到了面神经，跟中风不相关。所以，周围性面瘫并不是中风的预兆。

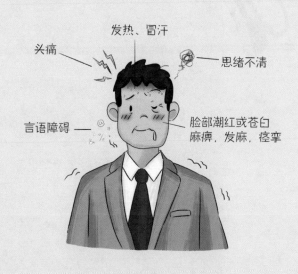

头痛

发热、冒汗

思绪不清

言语障碍

脸部潮红或苍白
麻痹，发麻，痉挛

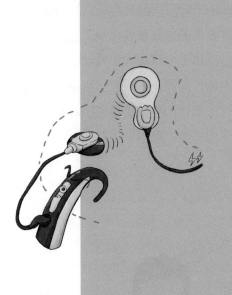

# 第九篇

# 康复护理篇

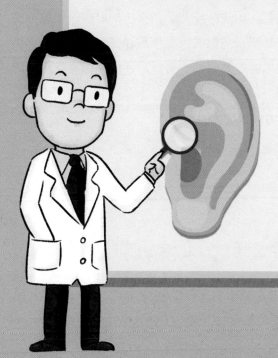

## 79 听障儿童为什么需要进行听力言语康复训练?

助听器和人工耳蜗只能让听障儿童获得听力，而要让他们达到学会运用听力进而达到听懂和能够进行有声语言交流的目的，则必须依赖有效的听力言语康复训练。也就是说，即便他们植入了人工耳蜗，如果没有进行及时的、有针对性的听力言语康复训练，其语言能力也很难获得理想的发展。

由于传入大脑中枢的声音被辨认为言语声，被正确理解，组织成内部语言并被正确、清晰地表达进而被听话人听懂，是一个非常复杂的过程，即便听障儿童在很小的时候就佩戴了助听器或植入了人工耳蜗，他们的听觉年龄和有声语言年龄也仍然是 0 岁。他们必须通过及时的、有针对性的训练，在最短的时间内把有关掌握一门语言所需要的各个基础要素补回来，否则就会错过语言能力发展的关键期。

# 80 家庭康复的技巧有哪些?

听障儿童在植入人工耳蜗或者佩戴助听器后，家长在家庭康复中应注意使用以下技巧。

（1）多说：多和孩子说话，尽可能让孩子的语言学习过程自然而有趣。

（2）慢说：用稍慢的语速、更清晰的发音对孩子说话。当您给予孩子思考和处理的时间后，孩子将更愿意说话。这也是轮流交谈的自然停顿，是一种很重要的习惯。

（3）关注：谈论孩子注意力正在集中的事情，让孩子更容易理解您说的话。家长应尽量去理解您的孩子说的话，并且给予适当的回应。

（4）一起做家务：家长应和孩子一起做一些家务，当大家一起做家务时，多与孩子进行言语上的交流。

（5）做游戏：在早期，模仿孩子发音对孩子很有帮助，这对孩子也是一种鼓励。然后，家长可以在孩子已经发出的音节基础上增加一个词，例如，孩子说"球"，家长可以说"绿色的球"或"大大的球"等。将孩子发出的不完整语句放进简单的短语中，如孩子指着狗并说："看！小狗！"家长可以回应："是的，那儿有一只小狗，它在汪汪叫。"

（6）听音乐：家长应每天开展一些音乐活动，如听一些儿歌和童谣并做动作。音乐活动能鼓励孩子更专心地聆听、更流利地说话，更能集中注意力去模仿动作和声音。尽量重复同一首歌、童谣和故事。孩子听到的次数越多，就能从中学习到越多的词语，并且理解它们的含义。由于孩子在小的时候学习说话更快，所以应尽早让孩子处于有意义的语言环境中。

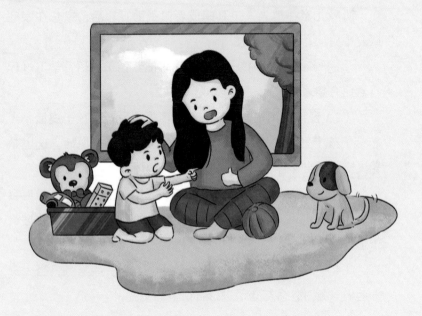

# 81 植入人工耳蜗后不能接受哪些医学检查及治疗？

由于人工耳蜗植入体部分含有磁铁，当处于磁场中时必然会产生干扰和相互作用，如植入体的移位、磁铁的消磁、图像上伪影形成等。磁场强度越大，与植入体之间的相互影响也越大。

患者植入人工耳蜗后，不能接受的医学检查及治疗包括以下几项。

（1）只要用到能引起电场、磁场变化的仪器的检查和治疗，都应谨慎，包括电外科手术。术中凡要使用带电的手术器械时均需谨慎，禁止使用单极电刀或电凝器，可以使用双极电刀或电凝器。

（2）微波、短波透热疗法。

（3）神经电刺激检查。

（4）电刺激疗法。

（5）X线检查：进行X线检查时，一般建议将言语处理器关闭。

（6）核磁共振。

（7）超声波检查：不建议将超声波探头直接对着植入体，检查前请将言语处理器关闭。

# 82 如何预防静电与磁场对人工耳蜗的伤害?

静电会对人工耳蜗产生两种影响：第一种影响是静电会造成言语处理器内部程序的破坏，这类问题可以通过听力师将程序重新输入言语处理器来得到解决；第二种是影响植入者的人工耳蜗内部装置。人工耳蜗植入体的精密集成电路特别害怕强静电和强电磁波，能产生强磁场的仪器包括大的磁铁、磁疗机、核磁共振检查等。因此，我们应当预防静电与磁场对人工耳蜗的伤害。

**预防静电对人工耳蜗的伤害**

（1）当植入者在进入易产生大量静电的地方前，先取下言语处理器。易产生大量静电的地方有塑料制品厂、玩具游乐场、静电实验室等。

（2）植入者最好穿着用纯棉和天然纤维材料制成的衣服，洗衣服时使用衣物柔顺剂则可以进一步减少静电的产生。

（3）穿好所有衣服后再将外部装置戴上，将言语处理器开机；脱衣服前应先将外部装置取下。当拿取自己或他人的处理器时，应先碰触他人的身体或接地的金属物件，以降低静电累积程度。

（4）美发时，平板烫或离子烫是使用外加电压、电流产生热源的，不要在人工耳蜗植入者身上使用。

（5）因电视机屏幕累积有静电，所以植入者不要直接接触

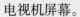

电视机屏幕。

（6）如果人工耳蜗植入者在户外遭遇到暴雨雷电天气时，应将言语处理器取下并保护好。

**预防磁场对人工耳蜗的影响**

（1）避免进行头部的超短波、微波治疗。

（2）尽量避免在广播电视台等场所的大功率发射天线附近久留。若只是经过高压电线或广播电视台的无线发射台，不必担心暂时性的干扰，这不会造成人工耳蜗的损坏。

（3）避免强磁场靠近头部，特别是靠近人工耳蜗植入体。

（4）核磁共振扫描检查前与您的听力师确认。磁场强度在1.5特斯拉以下的核磁共振扫描，可在不取出植入体（包括内部磁铁）的情况下进行；磁场强度在 1.5 ~ 3.0 特斯拉的，需通过一个简单手术，将植入体上的磁铁移除后再进行核磁共振扫描，扫描后可将磁铁再置入植入体中。

# 83 如何对人工耳蜗体外装置进行保养?

植入者需注意保持人工耳蜗体外装置的干燥、洁净等,还要避免体外装置遭到冲撞。

（1）导致人工耳蜗体外装置受潮的原因有：佩戴者游泳、洗澡、洗头、洗脸、被露水或汗水浸泡、淋雨等,长期不使用体外装置而电池未取出或使用劣质电池造成漏液,空气湿度高时水汽侵入,其他如喷发胶、洗衣服溅水、开水冒出的蒸汽等。

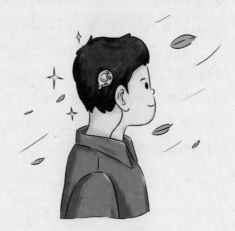

应使用电子干燥箱、简易干燥盒或饼状干燥剂来去除湿气,每周使用电子干燥箱干燥两次,其他时间采用饼状干燥剂进行干燥。洗澡或游泳时,请勿佩戴任何外部部件。洗澡后要在完全吹干头发后再佩戴人工耳蜗,以避免潮气侵蚀人工耳蜗配件。睡觉或不需要佩戴设备时,请将其摘下放入干燥箱（盒）内储存。人工耳蜗的体外装置是使用电池供电的,电池需要定期更换。长期不用时,切记将人工耳蜗体外机电池取出,以免电池发生腐蚀漏液。电量耗尽的电池也应立即取出。

（2）使用粉剂、化妆品和头发定型剂会损伤耳背机，使用前请先摘下体外机。还要避免沙子和污垢进入人工耳蜗系统的任何部件。

（3）体外装置的导线是人工耳蜗配件中最易受损伤的零配件，造成导线损坏的大部分原因是接口受潮、汗碱腐蚀氧化和弯折过多。暴晒是导致塑胶制品老化的元凶，导线沾上汗水后暴晒更容易出现故障。

存放导线时应将其松松地卷成圈，不能有折痕。在使用人工耳蜗时，用橡皮筋在导线接口处将其与电池仓固定在一起，能够避免对导线接口的过度牵拉。体外装置的固定位置和固定方法对导线也有保护作用，注意不要把导线拉得太直。女孩尤其要注意，不要把发卡夹在导线上。

（4）最好选择用无水乙醇定期清洁麦克风外壳、导线、电池仓和主机的连接处，使用无水乙醇擦拭之后，紧接着再用干净的干棉签擦拭。清理的重点部位包括电池仓里的电池、触片、插头的金属针、处理器的凹陷插口、导线两头的金属针、线圈及其凹陷插口、连接处理器和电池仓的插件、电池仓外部及盖片、处理器外部及麦克风。尤其要注意对麦克风、开关处和电池仓背面导线槽部位的清洁。

（5）体外装置的线圈磁铁应至少每15日拧下1次，清洁螺旋中的污垢。

## 84 人工耳蜗植入者进行体育活动时，需要注意些什么？

人工耳蜗植入者进行体育活动时，需要注意以下几点。

（1）非身体碰撞类的运动，比如打乒乓球、打羽毛球、跳绳、慢跑等一般均是安全的活动。从事这类运动时最好将导线与言语处理器藏置于衣物下，并且使用包装袋妥善地包装处理器，以避免处理器受到撞击、汗水污损及泥沙堵塞等损坏。

（2）肢体碰撞的运动，比如足球、篮球、排球等，一般不建议人工耳蜗植入者进行该类运动，但在某些非正式的低对抗

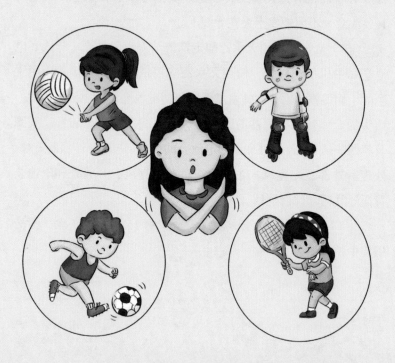

强度的业余球类活动中，如果一定要参加该类运动，最好将外部的语言处理器取下，头部植入体部位以安全绑带固定以策安全。更为激烈的肢体对抗运动例如拳击、跆拳道等，人工耳蜗植入者应避免参与。为了避免人工耳蜗遭受挤压、碰撞，人工耳蜗植入者戴上正规合格的头盔等保护器具有时也是必要的。

（3）只要取下人工耳蜗的体外装置，大部分水上运动是可以进行的。特别提醒的是，有些人工耳蜗植入者有平衡功能障碍，在深海潜水活动中绝不可以单独贸然下水。

所以，不适宜人工耳蜗植入者参与的运动主要包括容易导致冲撞外伤、容易产生静电的运动。如果一定要参加该类运动，最好用安全绑带将头部植入体部位固定，以确保安全。

# 85 如何预防人工耳蜗体外装置丢失?

预防体外装置丢失的方法包括以下几种。

（1）儿童尽量采取衣领式佩戴方式。家长可以给孩子做一个耳蜗套，再用双重别针固定。在体外机上扣一个曲别针，与外套领口连在一起，这样即使外感应线圈脱离体外装置，也会连在衣服上不至于遗失。

（2）女孩子可以把体外装置与漂亮的发卡、橡皮筋绑定在一起，在保证不丢的情况下还可以增加美观程度。

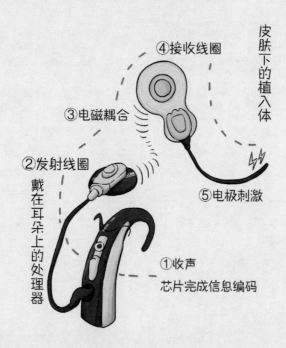

④接收线圈

皮肤下的植入体

③电磁耦合

②发射线圈

戴在耳朵上的处理器

⑤电极刺激

①收声

芯片完成信息编码

（3）可以对帽子进行改良，缝上可爱的小兜子并把线圈装到里面，这样既可以防止体外装置的丢失，也可以防晒或保暖。

（4）乘坐公共交通工具（火车、公交车、出租车）时，最好索要并保存票据，一旦体外装置丢失可以精准联系到车辆的工作人员。

如果体外装置丢失，请先找出体外装置的图片，分发并张贴在遗失地的显眼位置，还可以报警并发动爱心人士帮忙寻找。现在有些人工耳蜗已经具备定位功能，体外装置丢失后可以在第一时间定位，方便找回。

如果真的无法找到，也不需要重新做开颅手术，只需要重新购买一个，大概需要几万元。购买体外装置是不需要等待的，患者及其家人随时都可以联系人工耳蜗厂家进行购买，然后重新将之前的程序拷贝进去或者重新调机即可，不会对植入体产生影响。所有调试过的机器都会保留当时的程序调试记录，不会丢失程序，患者只需提供其体外机最后一次调试的地点，就可以将这个程序记录直接导入新的体外机里了，不会耽误患者的康复，不需要重新适应。

# 86 怎样帮助孩子正确使用助听器?

给孩子戴上助听器后，家长要耐心帮助孩子熟悉助听器，适应助听器的声音。一般需要 2 ~ 3 个月，甚至更短的时间。

家长应从以下几个方面耐心帮助孩子熟悉使用助听器。

（1）助听器的音量应由小到大。开始时，先把助听器的音量调小，然后逐渐增大，以便孩子适应。

（2）佩戴时长应由短到长，直到孩子对助听器产生好感。初戴助听器时，要根据孩子的适应能力调整佩戴时长，切忌强求孩子佩戴助听器。初次佩戴助听器建议每天不超过 2 小时，也可以只在某些有需要的环境下佩戴助听器。只要孩子不存在耳朵疲劳或不舒适的情况，可以全天佩戴助听器。

（3）训练地点要从安静的室内逐渐过渡到室外，让孩子去适应各种声音。可以先把孩子带到比较安静的房间，说一些他比较熟悉的事物，让他玩熟悉的有声玩具。让孩子听在房间的不同地点的声音，引导孩子对声音产生直觉感和方位感。还可以让孩子听听切菜、做饭、碗筷碰撞、自来水流动等各种响声，培养他对语言之外的声音的感觉。此外，带孩子上街玩耍或买东西，会遇到各种吵闹的环境，要观察孩子的反应。

经过一两周的适应后，如果孩子能够习惯使用助听器，就说明助听器选配基本成功。如果孩子对声音的反应仍比较差，就要先检查一下助听器是否正常工作、音量开得够不够大、电池是否需要更换，还有可能是助听器未选配适当的原因。

## 87　孩子佩戴助听器后，家长应注意什么?

佩戴助听器就像人们戴眼镜一样，都有一个适应的过程。助听器是帮助孩子恢复听力的重要工具，是听障孩子的必需品。

孩子佩戴助听器后，家长应注意以下几个方面。

（1）有些孩子拒绝佩戴助听器，比如有的孩子一戴助听器就哭、闹或用手抓助听器。如果孩子出现这种情况，家长可先把助听器戴在自己的耳朵上，给孩子做个示范，家长要表示出很舒适、很开心的样子，或是用更好的方法去引导孩子建立戴助听器的兴趣，培养孩子戴助听器的良好习惯。

（2）注意摘戴前先把助听器的开关关上，当耳模和耳甲腔吻合戴牢后再打开开关。对于没有语言能力的孩子，音量调节要根据孩子的反应而定。音量过大，孩子会表现出惊恐不安的样子；音量太小，孩子没有反应。对于有语言能力的孩子，可以让其用简单的语言表示助听器好不好、有没有声音等问题。

（3）睡前关好助听器的开关，取下耳模及助听器，以免造成不良后果。因耳模较坚硬，易把外耳道压疼、压伤。

（4）在炎热的夏季，由于孩子不停地活动，容易出汗，汗水会沿电池盒浸入机芯，应采取恰当的保护措施，如用皮套、布套套在助听器上，预防汗水的侵蚀，以延长助听器的寿命。

（5）孩子的听觉训练，应从婴幼儿期开始。家长可以将孩子抱在怀中，给他唱歌，或靠近孩子的耳朵说话，让他感受声音的振动，训练他对各种声音做出反应。一旦孩子能利用自己的残余听力辨认声源，他的听觉就开始发展了，此时应当培养他注意听更多的声音，识别每个发音的东西，必要时还可以让他边听边用手触摸发音的物体来感觉声音的振动。这些都是孩子听觉训练的重要组成部分。

（6）抓住孩子的视线。每当孩子看着您的时候，您就跟他说话，渐渐地，他的目光就会集中在您的脸上，养成注意看您口型的习惯，特别是当他发现看别人说话是件有意义的事情时，他的目光就会变得专注。注视口型、看人说话，是学习语言的重要组成部分。

（7）在日常生活中，有意识地让孩子听说话、学说话，教他认识事物，还应当教孩子唱儿歌、讲故事。

（8）家长应经常带孩子去些有趣的地方玩。可以去动物园、游乐场所等，还可以去田野或果园，感受春天满园盛开的鲜花、秋天串串成熟的果实。迷人的景色能引起孩子的兴趣。必要时带着孩子做些有趣的游戏。这些都是启发及引导孩子说话的积极措施。

## 88 家人和朋友应该如何关心和帮助听力损失人士？

　　许多听力损失人士的家人和朋友错误地认为，佩戴助听器便可以帮助听力损失人士获得正常的听力，他们希望听力损失人士戴上助听器后效果立竿见影，解决长期困扰他们的问题。事实上，戴上助听器仅仅是听力康复过程的开始，要成为成功的助听器佩戴者还需要做很多努力，包括习惯新的声音及音色的变化，更包括重新建立交流时的自信心。朋友和家人应该体谅听力损失人士为克服交流困难所做的努力，并帮助他们逐步克服困难。

　　帮助听力损失人士实现轻松交谈的方法包括：

　　（1）在传达信息之前先让听力损失人士集中注意力。

　　（2）无论站立或坐下都要面对听力损失人士。

　　（3）讲话要清楚，不要口含食物等，这样会影响听力损失人士看讲话者的口型。

　　（4）利用手势和面部表情帮助其理解。

　　（5）必要时降低背景噪声（如将电视机或收音机的声音调小，或者关上门以减少噪声）。

　　（6）避免同时与多人交谈。

　　（7）在餐馆及其他噪声环境时，尽量使听力损失人士远离噪声源。

# 89 使用耳机会损伤听力吗?

经常使用耳机可能会损伤人的听力。我们如果连续听97dBA（dB 为分贝，dBA 是针对人耳分辨声音的特点对 dB 做的进一步的修正）的声音 30 分钟，就可以达到听力损失的危险标准；如果连续听 112dBA 的声音 1 分钟，就会损伤听力。MP3 的音量可高达 115 分贝，即使音量未开到最大，收听摇滚乐时也达 95 分贝，收听迪斯科音乐时在 110 分贝以上。很多耳机是入耳式设计的，使用不当或者是音量太大都可能对鼓膜造成直接的伤害。

建议大家少用耳机，如果使用也应注意控制音量，最好保持在 40 ~ 60 分贝（相当于一般谈话声或略小），以感觉舒适悦耳为宜。在嘈杂的环境里最好不要使用耳机，如果必须使用，最好佩戴降噪耳机，连续使用时间不宜超过半小时，成人每天使用耳机不宜超

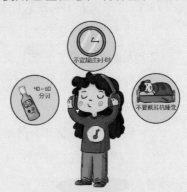

过 3 小时。不要在睡觉的时候使用耳机听音乐，否则耳塞夹在枕头和耳朵之间，会对耳道、耳膜造成伤害；如果听着听着睡着了，耳朵处于休眠状态时，所受的损害会更加明显。

# 90　前庭康复治疗有哪些方法？

　　前庭康复是通过运动训练加快前庭代偿的产生，提高患者的前庭觉、视觉和本体感觉对平衡的协调控制能力，调动中枢系统的代偿功能，在缓解患者眩晕症状的同时帮助大脑重建良好的平衡状态，并改善患者的生活质量。

　　前庭与耳蜗结构毗邻，互相影响、症状相伴。听力康复患者往往不关注前庭康复部分，而大部分以眩晕为主诉就诊的患者，听力状况被眩晕所掩盖，或者因听损较轻未引起注意。因此，前庭康复和听力康复二者并重尤为重要。未来社会老龄化加重，

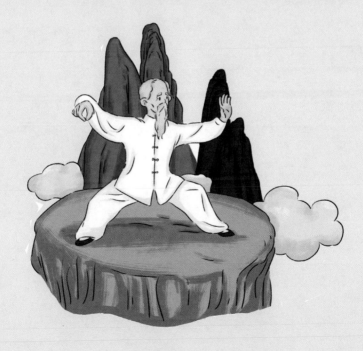

强化前庭康复和听力康复意识，是提高生活质量必不可少的环节。

前庭康复训练是指通过康复师设计的程序性锻炼，调动患者相关器官功能，促进平衡恢复及减轻与头晕、眩晕相关问题的治疗方法。前庭康复训练由以下四部分组成：凝视稳定锻炼；症状习服锻炼，即循序渐进地反复暴露在伤害性刺激条件下，使病理反应逐渐减小的过程；平衡锻炼；行走锻炼。

打太极拳能在一定程度上改善老年人平衡功能障碍。能改善周围前庭功能低下者的起立 – 行走评分。打太极拳时需要眼、手及全身协同配合，能促进前庭 – 眼反射功能的恢复，同时促进前庭 – 脊髓反射功能、深感觉和视觉传入信息的高度整合。

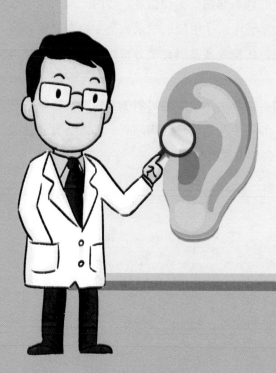

第十篇

# 预防保健篇

## 91 耳聋三级防控体系是什么?

一级预防控制:夫妻双方或一方在孕前(也包括婚前)做相关的遗传咨询等工作,具体措施包括健康教育、防止近亲婚配、婚前医学检查、孕前保健、遗传咨询等。

二级预防控制:包括孕早期及中期母血清学产前筛查、唐氏筛查和母血胎儿游离 DNA 检测,早孕(停经 11 ~ 13 周)彩超测胎儿颈项透明层检查,胎儿系统性 B 超等。严重先天性心脏病及神经管畸形等在妊娠期 22 周左右时可通过超声筛查检出。筛查结果为高风险的妊娠期妇女需要做进一步的产前遗传学诊断,包括孕早期取羊绒毛、孕中期取羊水和孕中晚期取胎儿脐静脉血,做胎儿染色体检测或基因突变分析,以分析胎儿是否有严重缺陷。

三级预防控制:在新生儿出生后对新生儿疾病进行早期筛查、诊断和干预,如新生儿遗传代谢病筛查、耳聋听力和基因检测、染色体微缺失微重复疾病检测等。

# 什么是新生儿听力筛查和耳聋基因筛查?

　　新生儿听力筛查是指通过耳声发射、自动听性脑干反应和声阻抗等电生理学检测，在新生儿出生后自然睡眠或安静的状态下进行的客观、快速和无创的检查。有报道表明，正常新生儿和高危因素新生儿听力损失发病率的差异较大，正常新生儿为 1‰ ~ 3‰，高危因素新生儿为 2% ~ 4%。

　　新生儿耳聋基因筛查是指通过采集新生儿足跟血或脐带血提取 DNA，对常见的耳聋易感基因进行检测。新生儿耳聋基因筛查可在早期明确新生儿是否携带遗传性致聋因素或风险，同时可以筛选出迟发性与药物性聋高危儿，实现早发现、早干预、早治疗，对于防聋治聋具有重要意义。

## 93 哪些人需要做耳聋基因检测?

需要做耳聋基因检测的人群如下:

(1)各种不明原因的听力损失人群,包括先天性听力损失人群和后天性听力损失人群。

(2)夫妻一方为耳聋患者,或家族中有先天性聋患者的人群。

(3)已经生育一个聋儿,计划再次生育的夫妇。

(4)婚恋时想规避生育聋儿风险的耳聋青年。

(5)希望了解自己致聋病因的耳聋患者。

(6)需要使用氨基糖苷类抗生素的人群,如用链霉素治疗结核病的患者。

(7)希望对新生儿进行耳聋风险评估的正常夫妇。

(8)家族中有不明原因或明确遗传性听力损失的听力正常人群,想检测自己是否为缺陷基因携带者的人群。

## 94　为什么预防药物性聋从母亲做起?

　　药物是否会导致耳聋，与人体的"内耳中毒易感性"有关。也就是说，具有这种"内耳中毒易感性"的人，尽管其应用耳毒性药物的剂量不大、使用时间不长，也有可能发生内耳中毒，导致耳聋。而这种"内耳中毒易感性"是可以通过遗传获得的。抗生素致聋的遗传属于"线粒体遗传"。它的特点是：①具有家族聚集性，即同一家族中可以有两个或多个人发病；②全部为母系遗传，耳聋的男性不会传给女儿，也不会通过未患耳聋的女儿传给外孙。

　　所以，家族中有耳聋患者的母亲及其所生养的子女应禁止使用耳毒性药物。胎儿听神经发育从妊娠第 4 周开始，直到妊娠第 7 个月完成。这些耳毒性药物均可经过胎盘进入胎儿体内，损害胎儿的听觉系统。有许多先天性聋哑儿实际上并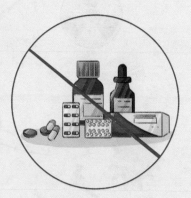非由遗传原因造成，而是由母亲在妊娠期间使用耳毒性药物引起的。

## 95 胎儿期如何预防听力损失?

　　胎儿期预防听力损失的关键在于准妈妈。准妈妈一般不要接受预防注射,腹部不要接受放射性照射;还要预防准妈妈发生病毒性感染,一旦感染要及时进行治疗;准妈妈用药时,禁用耳毒性药物。

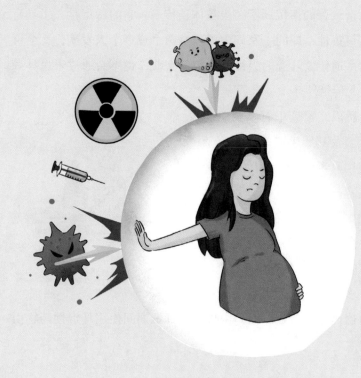

## 96 新生儿期如何预防听力损失?

新生儿的听力损失预防应在围生期就开始。在这一时期，不仅可能发生器质性听觉中枢神经系统的损害，而且还可发生内耳毛细胞损害。尤其是早产、引产时外伤或产期的各种原因缺氧、新生儿黄疸，均极易引起感音神经性听力损失。因此，对这些疾病进行早期预防和及时治疗是防治新生儿听力损失的重要措施。

### 小贴士

影响新生儿听力的高危因素包括：

（1）先天性耳聋家族史。

（2）母亲先天性宫内感染（如弓形虫感染、巨细胞病毒感染、风疹病毒感染、单纯疱疹病毒感染等）。

（3）新生儿的头（包括脸和耳）、颈部有先天畸形。

（4）新生儿出生时体重小于 1 500 克。

（5）新生儿患高胆红素血症。

（6）新生儿出生时严重窒息。

（7）新生儿患化脓性脑膜炎。

（8）在新生儿重症监护病房（NICU）住院超过 5 天。

（9）母亲妊娠期内或新生儿出生后使用氨基糖苷类抗生素在 1 周以上或出现严重低体温（硬肿症）。

# 97 幼儿期如何预防听力损失?

　　因病毒感染导致的听力损失是幼儿时期常见的多发病。幼儿期的听力损失在早期多不易被发现,特别是感染期经常使用氨基糖苷类抗生素进行治疗更容易发生听力损失,所以预防感染、科学用药是重要的防聋措施。另外,定期进行儿童听力筛查对早期发现听力损失至关重要。

　　目前,国内儿童听力筛查的年龄为 0 ~ 6 岁,其中以 6 月龄、12 月龄、24 月龄和 36 月龄为重点年龄。如果发现孩子有拍打、抓耳部等动作,或有耳痒、耳流脓等症状,或对声音反应迟钝、语言发育迟缓等表现,最好尽快带孩子到医院检查听力。耳鸣也可伴随听力下降出现,若孩子说自己耳朵"嗡嗡"响,家长也应予以重视。

## 如何做到对孩子耳聋的早发现?

家长主要可以从孩子对外界声音的反应、语言的理解能力和表达的能力来判断孩子的听力情况。例如,孩子对外界的声响是否敏感、灵敏性是否下降、是否会寻找声源;是否能理解口头的指令、交流时是否需要跟他重复刚才的话、看电视的声音是否开得很大;是否和同龄孩子的言语发育水平相当、吐字发音是否准确清晰等。

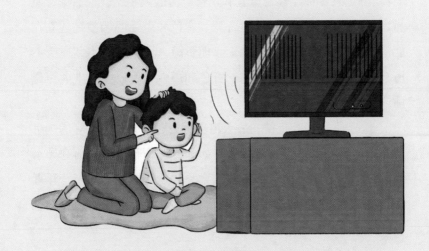

当出现以下任何一种情况时,家长应重视并及时就诊。

(1)新生儿听力筛查未通过。如新生儿未通过听力筛查,出生后 42 天需要复筛;如复筛仍未通过,在新生儿 2 ~ 3 个月时需要做诊断性检查,以明确耳聋的性质和程度。

（2）新生儿如果有早产、出生时窒息、遗传性聋家族史、黄疸，就可能是听力障碍的高危人群，家长和医生需密切注意听力变化。

（3）如果孩子对外界声音无反应或反应差，家长应考虑其有听力障碍的可能（听力正常的需排除小儿自闭症）；如果孩子能听见说话声，但无法理解和听懂内容（言语识别率差），也可能有听力障碍问题，如听神经病等。

（4）如果孩子到了 1 岁或以上年龄仍不会说话，甚至是到了会说话的年龄，排除构音结构的问题，只会说简单的词而不能成句，发音不准或含糊不清，就可能有听力障碍。

（5）感音神经性聋患者和正常听力的人相比，说话声音明显大。因为正常人说话时对音调、音色和声强的调整是建立在能清楚听到自己声音的基础上，而听障人士本身听不到或听不清自己发音，无法调整音调、音色和声强，所以会产生大声说话或说话含糊不清的情况。

（6）听力筛查正常，后天出现听力和语言功能下降的，可能有听力障碍。迟发性聋患者（如部分发病较迟的大前庭导水管综合征患者）、后天因耳聋因素（如遗传因素、噪声、耳毒性药物、病毒或细菌感染、肿瘤、头部外伤等）导致耳聋的患者就属于这一情况。

# 99 儿童接种疫苗是否对听力有影响?

儿童从出生以后,一直到入学前,都会按时接种疫苗。在入托、入学前,学校可能会检查孩子的接种证明,其目的是保持孩子的身体健康,同时预防在幼儿园或学校暴发大规模传染病。有很多家长担心接种疫苗会对孩子听力有影响,听力不好的孩子能否接种疫苗?

**导致听力下降的原因有哪些?**

听力损失最常见的原因包括衰老、长期噪声损伤、药物中毒、遗传因素,以及多种耳部疾病。我们所见到的大部分听力操作都是"感音神经性听力损失"。

**疫苗是什么?**

疫苗是将病原微生物(如细菌、立克次氏体、病毒等)及其代谢产物,经过人工减毒、灭活或利用转基因等方法制成的用于预防传染病的自动免疫制剂。严格来讲疫苗不是药物,其目标也不是人体的其他部分,而是直指人类的防御系统。所以疫苗中找不到任何可能影响听力的成分,即使造成了听力损失,也是间接的(比如高热、感染等)。

所以无论是听力正常的儿童还是听力有损失的儿童,都应尽可能地去接种疫苗。

## 100 耳聋的预防措施有哪些?

耳聋的预防措施包括以下几项。

（1）保持良好的精神状态。积极参加社会活动，保持乐观向上、不急不躁的情绪。

（2）养成良好的饮食习惯。调整饮食结构，多食含锌、铁、钙丰富的食物，切忌长期食用高盐、高脂肪、低纤维类食品，忌暴饮暴食，并要戒除烟酒。

（3）慎用或禁用对听神经有损害的药物。严格掌握药物使用的适应证。氨基糖苷类抗生素为并发耳蜗损害最多的一种耳毒性药物，避免滥用此类抗生素是减少药物性聋的一项重要预防措施。

（4）远离噪声。避免与噪声接触；平时应注意听收音机的时间不宜过长，音量不宜过大。

（5）经常按摩耳部。如按摩耳郭、捏耳，也可以按摩颈后发际两侧凹陷处的风池穴，促进内耳血液循环，起到醒脑、聪耳的作用。

（6）积极治疗高血压、高血脂、脑动脉硬化及糖尿病，对防止微循环障碍、延缓老年人听力减退非常重要。